誰にも言えない尿のトラブル

尿トレ

「スッキリ解消！」ブック

医療監修

山西友典

獨協医科大学 排泄機能センター 主任教授

方丈社

Chapter 0
尿がたどる健康旅
1杯の水が〝おしっこ〟と呼ばれるまで

Chapter 1 みんなの排尿の問題 中高年から起こりやすい症状や病気

Chapter

2 排尿トラブルにまつわるデータ集

Chapter 3

みんなの尿トレ 健康な排尿を続けるためのトレーニング

Chapter 4

「もれても汚してもＯＫ」の生活

進化しているおむつ、消臭洗剤最前線レポート

はじめに

うっかりもれる。
トイレが近い。
スッキリ出ない。

中年以降、こうした排尿のトラブルは増えます。
でもそれは長年、私たちの体ががんばってはたらいてきた証。
そのことに気づいて、改めて今の自分と向き合う時期かもしれません。

排尿のトラブルは、とかく「情けない」「認めたくない」「人に知られたくない」という複雑な気持ちがつきまとうけれど、実はみんな思いは同じです。

だから大丈夫。まずは一歩、踏み出しましょう。

治療が必要な病気か、老化現象か。原因や対策がわかると少し気が楽になり、症状と向き合えます。トラブルを軽減し、トラブルがあっても快適に生活できるヒントを、おそらくみなさんと同じ思いの中年記者二人が、切実な気持ちで取材しました。

ちょっとしたセルフケア法を知っているか、いないかで、毎日の活動が劇的に変わる可能性がある、というのが排尿トラブルの悩みを克服した人たちの言葉から読み取れます。

排泄ケアに関わる医療者、ケア用品メーカーも、大いに応援してくれています！


本書は、獨協医科大学排泄機能センター主任教授である山西友典先生に医療監修をいただき、排尿のトラブル＆セルフケアの情報を紹介します。

また、直接的・間接的に排尿トラブルのセルフケアに通じると考えられ、中高年の健康づくりに役立てていただきたい情報も併載します。


ぜひ、より良い解決策を見つけていただけますように！

早わかり「尿トレ」ポイント

膀胱　膀胱のこと　骨盤底筋　骨盤底筋群のこと

膀胱　尿がためられなくて起こる失禁や頻尿には「膀胱訓練」を

P.104

膀胱訓練は、尿もれ（切迫性尿失禁）や頻尿（蓄尿障害）の改善に役立つ訓練です。尿をため、リズムをつくるための訓練なので、まずは排尿日誌をつけることから始めます。

膀胱　「膀胱訓練」その1 尿意の波を感じ、がまんする

P.106

トイレに行きたくなったら、まずは骨盤底筋群を締めて何度か尿意をがまんし、尿意が弱ったタイミングで、排尿以外のことを考えながら、歩いてトイレに行きましょう。

膀胱　「膀胱訓練」その2 排尿間隔を引き延ばす

P.106

少しずつ、がまんの時間を引き延ばしましょう。5分間がまんできるようになったら、次は10分、さらに20分と、無理せず徐々にやりましょう。

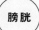

膀胱

「膀胱訓練」その3
3カ月間続けて、リズムづくり!

P.109

効果を感じることはできなくても、訓練は3カ月続けて。排尿日誌をつけ、自分の最大膀胱容量を上回ることを目標に!

骨盤底筋

尿トレでいちばん大事なのは
骨盤底筋群(とくに女性)

P.102

男女とも、頻尿や尿もれ、腹圧性尿失禁などのセルフケアで鍛えたい筋肉は、尿道括約筋などの「骨盤底筋群」。とくに女性は尿道が短く、もれやすい構造なので重要です。

骨盤底筋

ズボラさんでも挫折しない
「骨盤底筋訓練」のやり方のコツ

P.112

筋トレが苦手な人でもズボラさんでも続く骨盤底筋訓練のコツは、呼吸と姿勢です。体幹を使う腹式呼吸をすれば、リラックスしながら目的の筋肉を鍛えられます。

骨盤
底筋

「骨盤底筋訓練」STEP1
仰向けに寝て、膝を立てる

P.114

仰向けに寝て、膝を立てます。足は肩幅程度に広げて脱力。口を閉じて、一度鼻から息を吐きます。鼻から息を吸い、腹式呼吸を。その後、口を軽くすぼめて、細く、長く息を吐きながら、後半、腹横筋を引き締め、骨盤底筋群をぐーっと引き上げるイメージで力を入れます。

そしてもう一度、鼻から息を吸って腹式呼吸。このとき、徐々にお腹まわりの力をゆるめ、抜いていきます。この呼吸を5～10分を目安に繰り返しましょう。

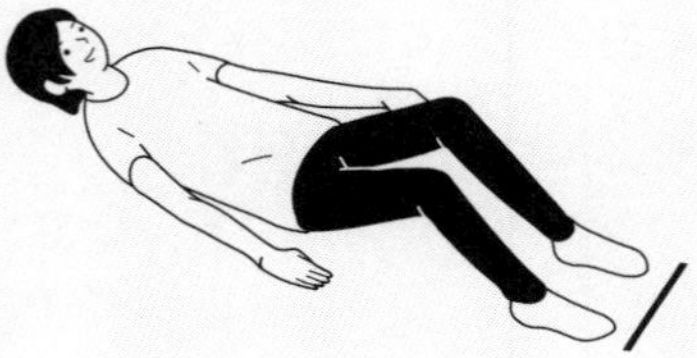

骨盤
底筋

「骨盤底筋訓練」STEP2
巻いたタオルをお尻に敷く

P.116

今度は、イスに腰かけて骨盤底筋訓練を行います。タオルを利用すると、正しい姿勢で座りやすく、姿勢も良くなります。訓練は「STEP1」と同じですが、座ったときに膝を直角に、足の裏は床にしっかり着けます。タオルは棒状に巻き、左右の坐骨を乗せるイメージで座ってください。

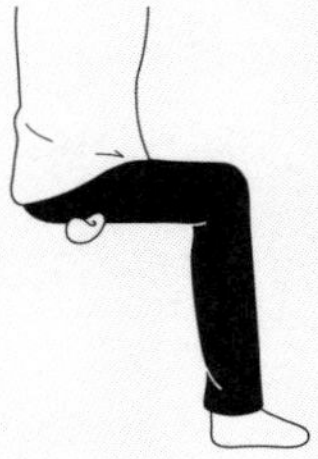

骨盤
底筋

「骨盤底筋訓練」応用編
しっぽフリフリ体操

P.118

タオル（手ぬぐい）の端を肛門のなるべく下側（膣側）で挟み、お尻を左右に回転させ、しっぽを振るイメージでタオルをフリフリします。

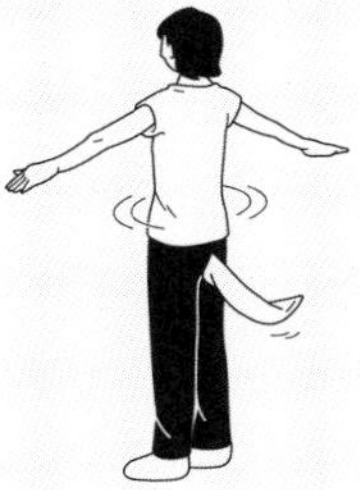

男性の〝キレが悪い問題〟対策

排尿後尿滴下（ちょいもれ）を防ぐコツ

P.124

排尿後尿滴下（ちょいもれ）を防ぐには排尿後、陰のうの裏側から陰茎の先端まで指でこすり、残った尿をしぼり出します。ジッパーの位置が低く、前立て（社会の窓）が深いズボンを選ぶと比較的楽に排尿できます。

装　　丁｜北谷彩夏
イラスト｜八田さつき
構　　成｜斉藤直子　下平貴子

Chapter 0

尿がたどる健康旅

1杯の水が“おしっこ”と呼ばれるまで

Introduction　水は全身を巡る

排尿トラブルやお悩みと向き合う前に、少々俯瞰《ふかん》してみたいと思います。

私たちはたいてい、主にトイレでお目にかかる尿に対し、順調であれば気にも留めず、不調や不都合があれば厄介者扱い。出すぎる、出なさすぎる、よけいなときに出るなど、おそらくこの本の中でも圧倒的に迷惑な敵役です。

でもどうでしょう。飲み干した1杯の水は、体の中をただ通過して出てきているわけではないでしょう。何か仕事をしてきているはず、それも重要な仕事を。そしてその道のりに、私たちを悩ませるトラブルの原因もあるにちがいありません。

そこで同じ道のりをたどってみることにしましょう。

排尿トラブルの舞台として多く語られる膀胱や尿道口だけではなく、この際入り口にまでさかのぼって、普段あまり日の目を見ることのない尿の生い立ちと仕事ぶりに注目してみたいと思います。（N）

水は全身を巡る

口から飲んだ水は食道から、胃、腸へ。大腸から吸収されて血液にのり、全身を巡り巡ってから腎臓でろ過され、尿になって膀胱から出て行く。約3時間くらいの旅路だという。

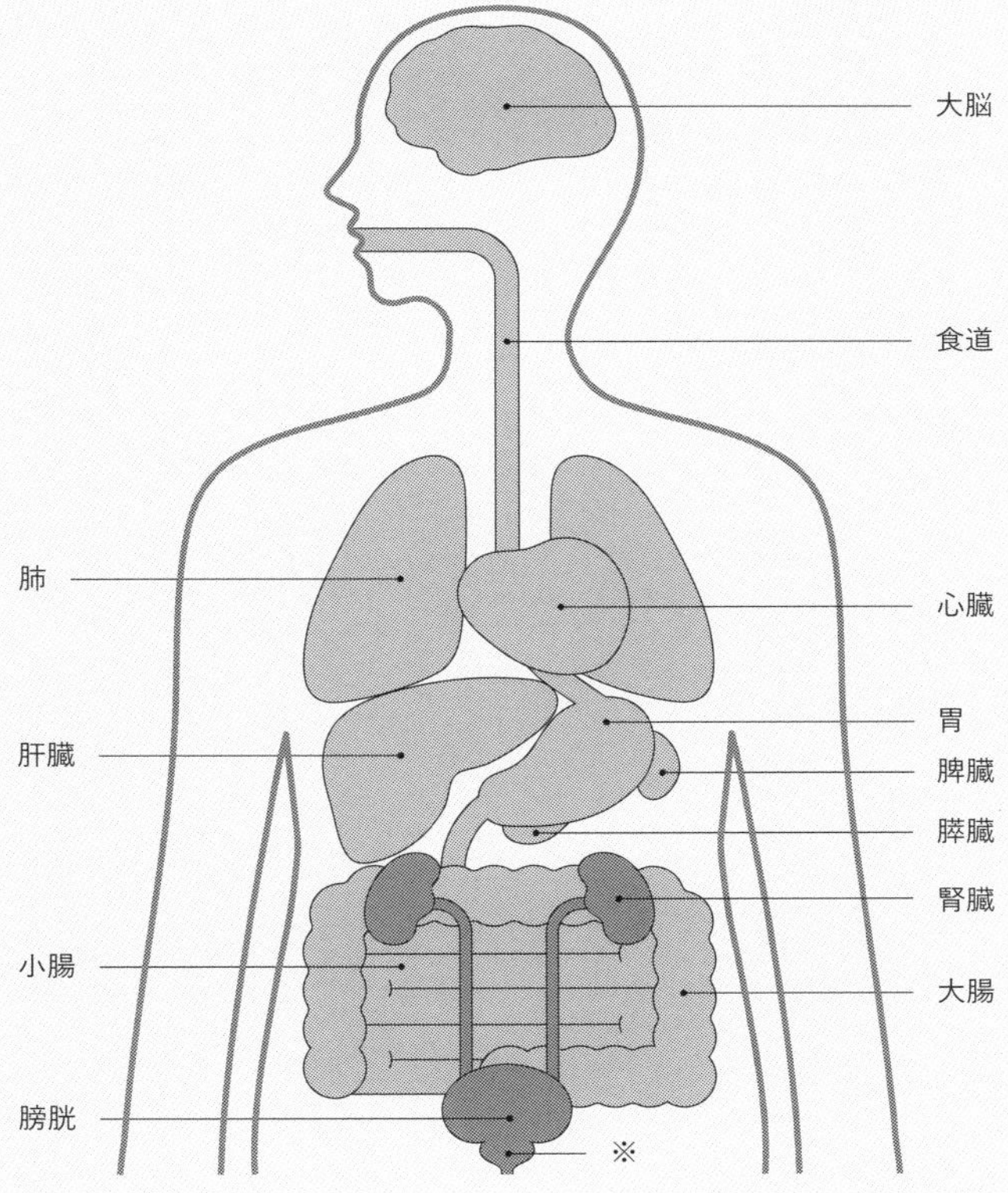

※ 腎臓・尿管・膀胱の位置を示しています。実際は正面から見て、腸などの裏側（背中側）にあります。

体に必須の水、ちゃんと飲んでいますか？

ちょうどいい水分摂取量なら、レモン色の尿

まずは水のこと。人の体は約60％（成人の場合）が水分。生命維持に水分が欠かせないことは言うまでもないのですが、私たちが水分をとるタイミングや量は、意外にまちまちです。「喉が渇いたら飲む」「美容に良さそうだからたっぷり飲む」「トイレが心配だからできるだけ飲まない……」。でもやはり体にとって重要な水分ですから、少なすぎるのも多すぎるのもよろしくありません。

1日あたりの適正な水分摂取量の目安は、ＮＰＯ法人日本コンチネンス協会会長でコンチネンス・アドバイザーの西村かおるさんによると「体重（g）×０・０２」㎖。体重60kgの人なら1日約１２００㎖が適量です（＊１）。

でもこれはあくまで数値の目安。夏の猛暑や冬の乾燥した空気の下、運動などでたくさん汗をかいたときなどは水分の排出量が多くなるので、その分多めにとる必要がありま

＊１　環境省熱中症環境保健マニュアル（2014）でも、尿や便、呼気、汗などで失われる排出量が約2.5ℓ／日もの排出量、体内で代謝によりつくられる水分が約0.3ℓ／日、食事に含まれる水分が約１ℓ／日で、残り約1.2ℓ／日を水などの飲み物からとる必要があるとされています。

す。体の水分の5%が失われると起こる脱水は、多くの体の不調につながり、高齢者や子どもなどは命にも関わるので、細心の注意が必要です。とはいえ不必要にとりすぎると、頻尿などのトラブルの原因にもなります。〝ちょうどいい〟というのは難しいのです。

どんな状況下でも「ちょうどいい水分量がとれている」という目安になるのは、ずばり尿の色。西村さんの表現をお借りすれば「レモン色がちょうどいい。麦茶色（*2）だと脱水注意！　頻尿で悩む人が水のような透明な尿ならちょっと飲みすぎ」。

ぜひ今日から尿の色をチェックしてみてください。

ちなみにアルコールやカフェインを多く含む飲み物には利尿作用があり、ビールを10杯飲むと、一割増の11杯分の水分が出てしまうそうです。少々損した気分ですが、酒を飲んだらアルコール以外の水分を、多めに補給すべきと覚えておきましょう。

なお西村かおるさんは訪問看護師として勤務後、英国で失禁看護を学び、日本の古い排泄に対するタブー観を払拭し、排泄トラブルの予防や治療、ケアについての情報発信を行うべく日本コンチネンス協会を設立されました。排泄トラブルに悩む生活者の気持ちに寄り添うスペシャリストとして、この本でもたくさんお話をうかがっています。（N）

＊2　麦茶のような色の尿は脱水気味で濃くなっているほか、血尿の場合も。気になるときは受診をおすすめします。

ゴックンと飲んだ水は喉から胃、腸へ

いよいよ出発！　便とは腸でお別れ

さて本題の〝尿の旅〟。水や水分を含む食べ物を口に入れた段階では、まだまだいわば尿の前世といったところですが、旅はここからです。

ゴックンと飲み込んだ水は食道を通って胃に入ります。水分を含む食べ物もここで消化されて栄養素につくり変えられ、水分とともにドロドロになって腸へ送られます。

はじめに通る小腸では主に栄養素が吸収され、次の大腸で水分が電解質（ナトリウム、カリウム、カルシウム、マグネシウム、クロールなどのミネラル）とともに吸収されます。

さて、ここで登場するのが尿とは排泄仲間の便。大腸で消化吸収されなかった食物繊維と水分、腸内細菌などが混ぜ合わされてつくられます。便は大腸の中をゆっくりと移動し、いったん直腸に溜められて肛門からゴール。よく腸内が〝内なる外〟などと言われるのは、つまり口から食道、胃、小腸、大腸、肛門に至る経路がつながった管で、体の中を貫くトンネルのようなもの。便の場合は食べた物が紆余曲折を経ながらも、トンネルをひたすら進んで出口にたどり着くのです。

何となく水も同じように、飲むと体の中を一直線に通過してストンと排出されるようなイメージがありますが、実は違います。腸で吸収された水分は、電解質や栄養素とともに腸につながる血管から血液の流れにのり、新たな旅に出るのです。

興味深いことに排尿と排便のトラブルは密接に関連していると言われますが、便とはここでお別れ。尿の旅はまだまだ続きます。

ところで、腸の不調も脱水の原因になります。水分や電解質が吸収されないうちに激しい蠕動運動が起こって排出してしまう、いわゆる下痢は、便と一緒に水分が大量に排出されてしまうので、せっかく摂取した水分は体に利用されることなく、もちろん尿にもなれません。

ちょうどいい水分を得るためにも、腸を大切に。下痢のときは、より多めの水分補給をとりましょう。(N)

腸から血液にのって全身へ

水分は全身を巡りながら、いろいろお仕事

腸から吸収された水分は、栄養素や電解質とともに血液に混ざり、全身を隅なく回っていきます。そこでいろいろな仕事をするのです。

たとえば体温が上昇すれば、皮膚近くの毛細血管を流れる血液中の水分が、汗腺を通して汗として出ていき、体の熱を奪いながら気化します。

そしてもうひとつ重要な役割が、全身を巡りながら、代謝によって発生した二酸化炭素や、尿素・窒素・クレアチニンなどの老廃物を回収して回ること。街で言えばゴミ回収車のような仕事です。いつも人知れず回収車がゴミを持っていってくれるので、当たり前のようにスムーズな生活が保たれますが、回収されなければ一転、街は汚れて大混乱でしょう。老廃物も体にとっては有害なので速やかに体外に出したいのです。

この後、血液中の水分にのった二酸化炭素は心臓を経て肺から、老廃物は腎臓でつくら

れる尿にのって排出されます。いよいよ水は尿になるときが近づいてきました。

水が尿になる場所。知られざる双子の臓器、腎臓

老廃物をのせて汚れた血液は腎臓に運ばれます。腎臓の役割は老廃物などをろ過して血液をきれいにすること。ここで生まれるのが尿です。

腎臓について少し紹介しましょう。

腎臓は背骨の後ろ側、横隔膜の下、腰の少し上あたりに背骨を挟んで左右に１つずつ。縦10～12㎝、横５～６㎝、重さ約１５０ｇのそら豆のような形をしています。

２つの中央に血液を送り込む腎動脈、濾《こ》されてきれいになった血液が出てくる腎静脈が両方の腎臓につながり、さらにそれぞれ尿を膀胱に運ぶ尿管が１本ずつ出ています。

心臓から腎臓に運ばれる血液量（腎血流量）は１分間で約１・２５ℓ。心臓から全身に送られる血液量（分時心拍出量）が約５ℓ／分ですから、約１／４量ずつろ過しながら、１日ではのべ１８００ℓもの血液をろ過していることになります。健常であれば常時、左右差なく同じようにはたらきます。万一病気などで片方がはたらかなくなったり、片方を移植したりした場合は、残ったほうが１つで機能を担うこともできます。（N）

腎臓で血中の水分から原尿へ

腎臓のろ過システムで原尿がつくられる

老廃物と水分をのせた血液は腎動脈から2つの腎臓に平等に注がれます。

図1（P29）のように、腎臓の表面近くの腎皮質には「ボーマンのう」と呼ばれる袋状の器官と、その中に毛細血管が毛糸玉のように集まった「糸球体」があり、腎臓に運ばれた汚れた血液が「糸球体」を通過するときに、まずはざっとろ過されます。

赤血球・白血球・たんぱく質などの分子の大きなものは血液中に残って毛細血管（輸出細動脈）を流れていき、ろ過された水分、老廃物、電解質、アミノ酸、ブドウ糖などから原尿がつくられます。

原尿はいわゆる〝尿のもと〟で、1日あたり180ℓもつくられますが、もちろんこれがそのまま尿になるわけではありません。

「尿細管」で巧妙な作業、再吸収が行われる

原尿は「尿細管」と呼ばれる管の中を流れていきます。その途中で、すごい仕事が行われるのです。ろ過と並んで腎臓の真骨頂ともいうべき仕事、再吸収です。

再吸収されるのは「尿細管」を流れる原尿の中の水分、電解質、ブドウ糖など。原尿はやがて体の外に排出されるものですが、その中にはまだ体が必要とする成分が残っています。それらがまた〝全身行き〟の血液にのって全身を巡れるよう「尿細管周囲毛細血管」が再吸収するわけです。そして逆に「尿細管周囲毛細血管」内の血液中に残っている不要な老廃物を「尿細管」へ引き込み、〝体外行き〟の原尿にのせる作業も行われます。

この絶妙な要・不要物のやりとりは、腎臓が体の状態に応じてさじ加減を決めています。たとえば塩辛い食事をして血液中にナトリウム（電解質）が多ければ、尿にのせて排出すべく「尿細管」側にナトリウムを多く引き込み、脱水気味なら「尿細管周囲毛細血管」に水分を再吸収させて、体に水分を戻すようにします。

ちなみにトイレで尿を出したとき、いつもと違うにおいがして気になることがありませんか？　仕事に追われて朝から晩までコーヒーを水代わりに飲み続けていると、ほんのり香ばしいコーヒーのにおいがするし、同じく飲みすぎた翌朝はアルコールのにおい、肌荒

れ対策に飲むビタミン剤のにおいも気になることがあります。

これらもまさに腎臓の仕事の成果。多量にとった成分が血液中に混入し、腎臓でろ過され、〝体には不要のもの〟と腎臓のお裁きを経て、尿にのって出てきたわけです。私たちがご機嫌でビールを飲んでいる間にも、腎臓が黙々とはたらき続けていることに感謝です。

ところで「ボーマンのう」と「糸球体」(合わせて腎小体)から「尿細管」までのプロセスは、ひとつの単位として「ネフロン」(図1)と呼ばれています。腎臓は「ネフロン」の集合体のようなもので、左右それぞれになんと100万個ずつもあるといわれます。

これだけたくさんあるので、細菌感染などのいろいろな原因で一部が壊れても機能はカバーされることが多いのですが、一度壊れた「ネフロン」は再生しません。機能が大幅に失われた場合は、機能を補う人工透析などの治療が行われることになります。

実に巧妙な腎臓の仕事ぶりは、神業としか思えません。体に有害な物質を選り分けて処理するという地味ながら重要な任務を担う腎臓。これがきちんとはたらかなかったら、体の中はゴミだらけ。現実には命にも関わります。〝とても大切なこと〟の意味をもつ「肝腎要」という言葉に取り上げられるだけのものではありますが、左右対称の双子の臓器がはたらく姿は意外に人の印象に薄い気もします。そこがまたなんとも健気です。(N)

1. ひとつのネフロンの構造

腎臓のはたらき　ろ過と再吸収を行うシステムが備わった「ネフロン」は、各腎臓に約 100 万個ずつ、合わせて 200 万個もある。

ろ過と再吸収のすごいシステム

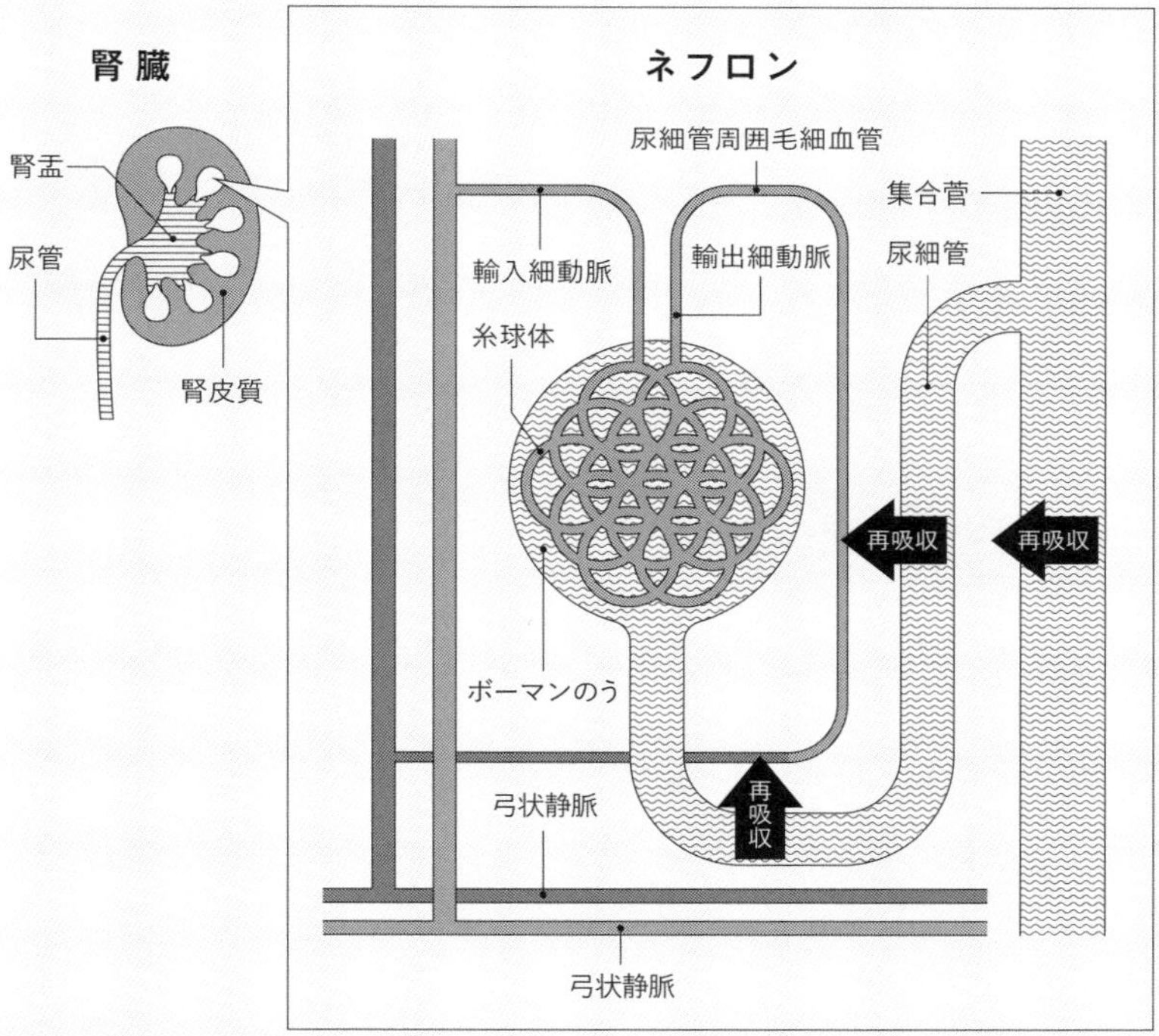

図 1：老廃物をのせた血液が「糸球体」でろ過された後、「尿細管」で体に必要なものを再吸収。単に濾すだけではなく、微妙な調整をやってのける腎臓の驚くべき仕事。

原尿からいよいよ尿へ。尿の誕生！

さて、腎臓のはたらきにより原尿の成分が調整されると、各「ネフロン」から「集合管」と呼ばれる管に流れて合流します。

ここではバソプレシンと呼ばれる抗利尿ホルモンなどの影響を受けて、最終的な水分の再吸収（原尿の水分が血液に移る）が行われ、濃縮されたものが尿です。「ボーマンのう」の「糸球体」でざっと濾されただけの原尿の段階から、「尿細管」での再吸収を経て、最終的には約１％の量になります。

さらに絞られて原尿の１％が尿に

抗利尿ホルモンには水分の再吸収をしやすくする作用があり、その結果、つくられる尿は濃縮されて量が減ります。通常、夜間は昼間の2倍多い抗利尿ホルモンが分泌されるので、寝ている間は昼間ほどの量はつくられません。

そのおかげで、尿意で睡眠が妨げられることは少ないのですが、ここにも排尿トラブルの種！　さまざまな原因でホルモンの分泌が減るなどのトラブルがあると、夜間も日中と同じペースで尿がつくられ、頻尿になることがあります（P58）。

「集合管」から出た〝できたての尿〟は、腎杯、腎盂を経て、筋肉でできた尿管に流れ、蠕動運動によってゆっくりと膀胱に運ばれます。

やはり左右同じように1分間に約1㎖ずつ、絶え間なく落ちていくのが標準的な姿ですが、実際はその腎臓の持ち主の体調や状況により、もっとたくさん流れ落ちたり、ピタリと止まったりもします。これだけはたらいているのだから、疲弊も病気もあるでしょう。

今こうしている間にも、心臓の拍動に合わせて血液が絶え間なく腎臓に送り込まれ、神業のような巧みな仕事がなされ、尿管からポタリポタリと輝く尿が膀胱へと落ちていっているのです。私、半世紀以上生きてきてはじめて脳裏にイメージを描き、ちょっと感動。

これからはときどき思い出し、腎臓を労わる生活を心がけたいと思うのです。（N）

左右の腎臓から尿管を経て膀胱へ

多くのトラブルの舞台でもある膀胱

尿の旅も終盤。出口も間近ですが、多くの排尿トラブルの舞台となるのもこのあたり。「膀胱」は外側が「排尿筋」と呼ばれる平滑筋、内側が粘膜でできた袋状の器官です（図2）。

袋には左右の腎臓からのびる尿管がつながっていて、通常は尿が絶え間なく、そして少しずつ流れ込んでいます。

「膀胱」が空のときは「排尿筋」の層が厚さ1㎝くらいあり、空気の抜けた風船のようにしぼんでいます。尿が溜ってくるにつれてふくらみ、「排尿筋」の厚さは3㎜ほどに薄くなり、ちょうど縁日の水風船を逆さにしたような感じです。

「膀胱」の出口から体外への出口の間を「尿道」といい、ここには自分の意思とは無関係にはたらく「内尿道括約筋」と、ある程度自分でコントロールできる「外尿道括約筋」があり、尿が出ないように止めておいたり、出したりするときにはたらきます。

2. 腎臓から膀胱、尿道へ(男性)

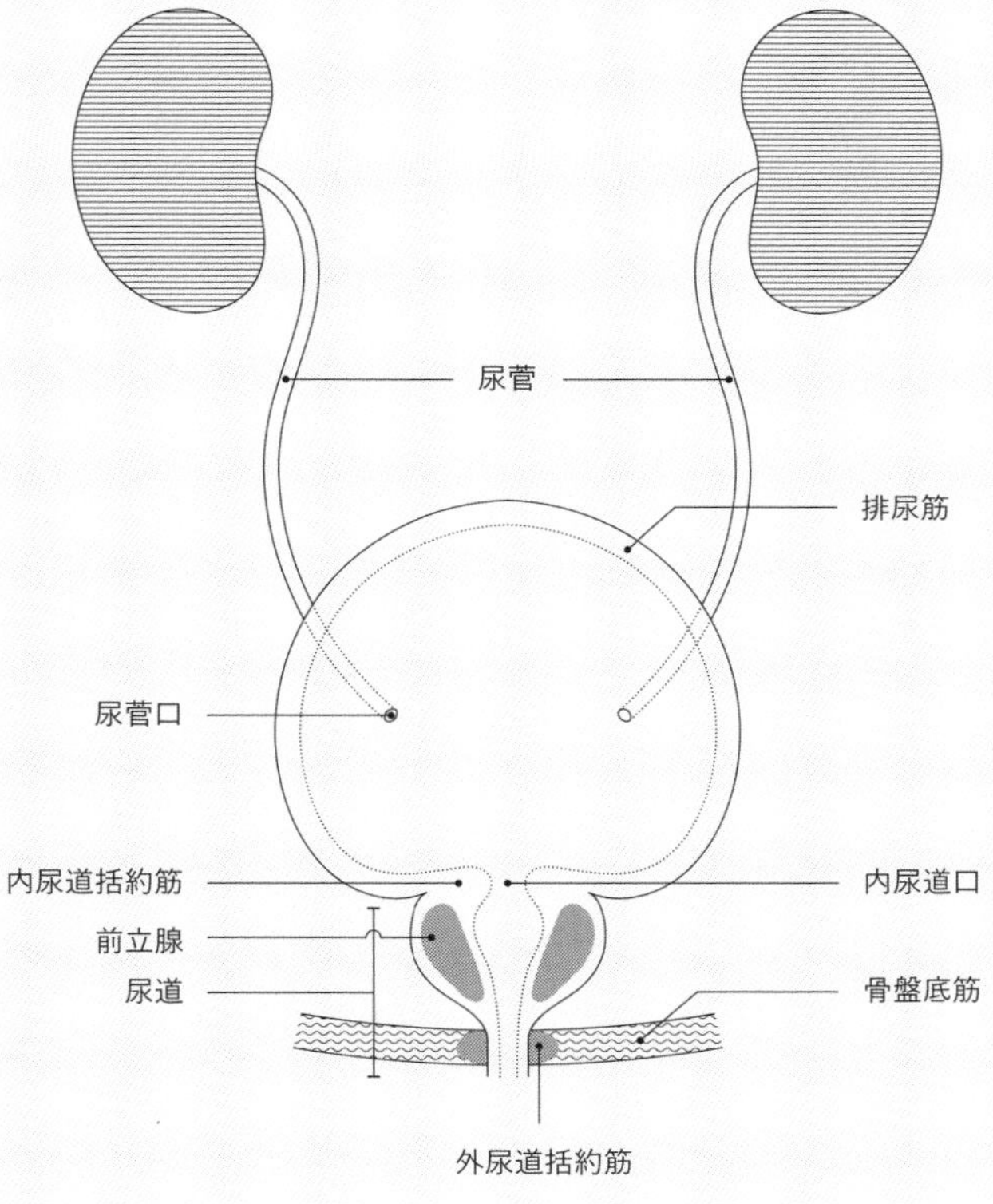

図2：腎臓の断面図　2つの腎臓から尿が流れ込み、たまっていくと膀胱がふくらむ。膀胱が空のときは「排尿筋」が分厚く、しぼんだ風船のような状態。

男性と女性の形の違いがトラブルにも影響

男性の場合は「尿道」の長さが15～20㎝前後（図3）。射精のときの精液の通り道も兼ねています。「膀胱のすぐ下の尿道」の外側に前立腺が巻き付き、尿がもれないように出口を締める「外尿道括約筋」も強くしっかりしています。そのため、どちらかといえば〝尿もれ〟より〝出にくい〟トラブルのほうが多いようです。ただ「尿道」のホースが2回折り曲がっているため、排尿後、カーブのあたりに尿が残ることがあり、トイレを出てからジワジワと出て下着やズボンに染みる。男性たちの秘めたるお悩みの種です。

一方、女性は「尿道」がわずか3～4㎝で出口が真下向き（図4）。膀胱の上にのるように子宮があるため、妊娠すると圧迫されて尿がもれやすくなります。また「外尿道括約筋」を支える「骨盤底筋」が、子宮や膀胱、直腸も支えているため、「骨盤底筋」が出産で伸びたり傷ついたりすると出口もゆるみがちになります。また、尿道口と膀胱が近いため、切迫性尿失禁の引き金になる膀胱炎のリスクも高い。構造上、もれる原因のオンパレードなのです。

そして尿もれは出産前後から高齢者まで、多くの女性が共有している悩みということもおわかりいただけると思います。そんなわけで尿もれケアのポイントも「骨盤底筋」。簡単なエクササイズで高齢者にも効果が上がっているので要チェックです（P110）。（N）

3. 男性の尿道

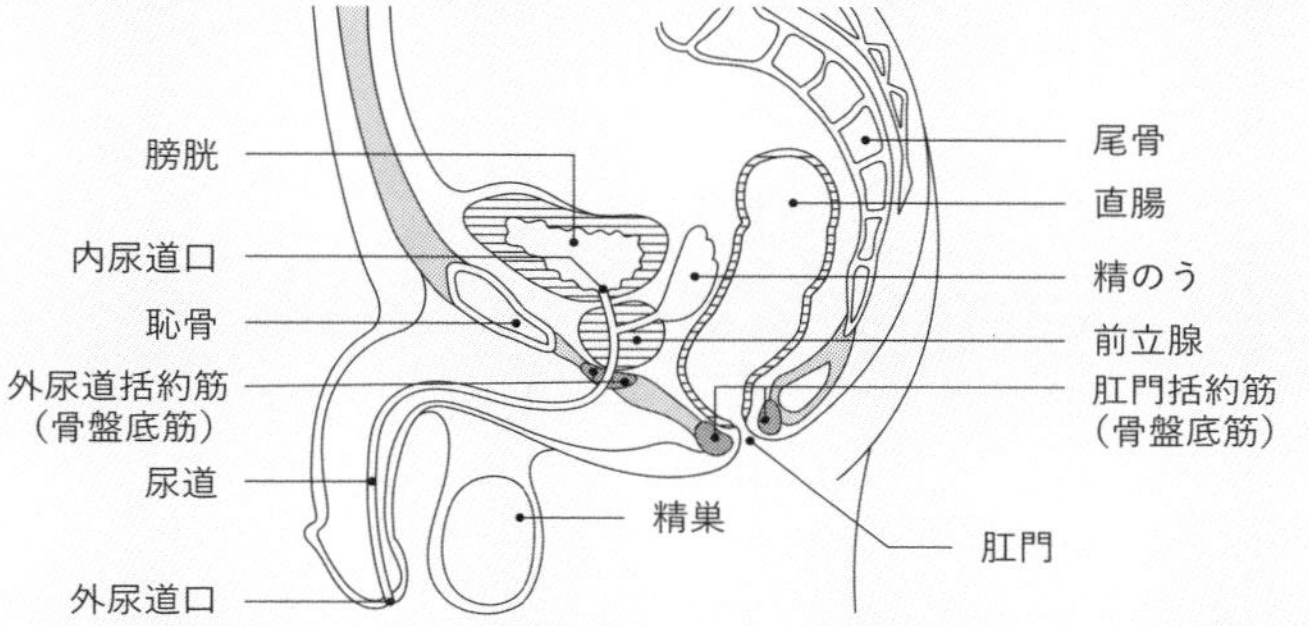

図３：女性のようにもれる悩みは少ないが、前立腺の病気が排尿トラブルの原因にもなる。

4. 女性の尿道

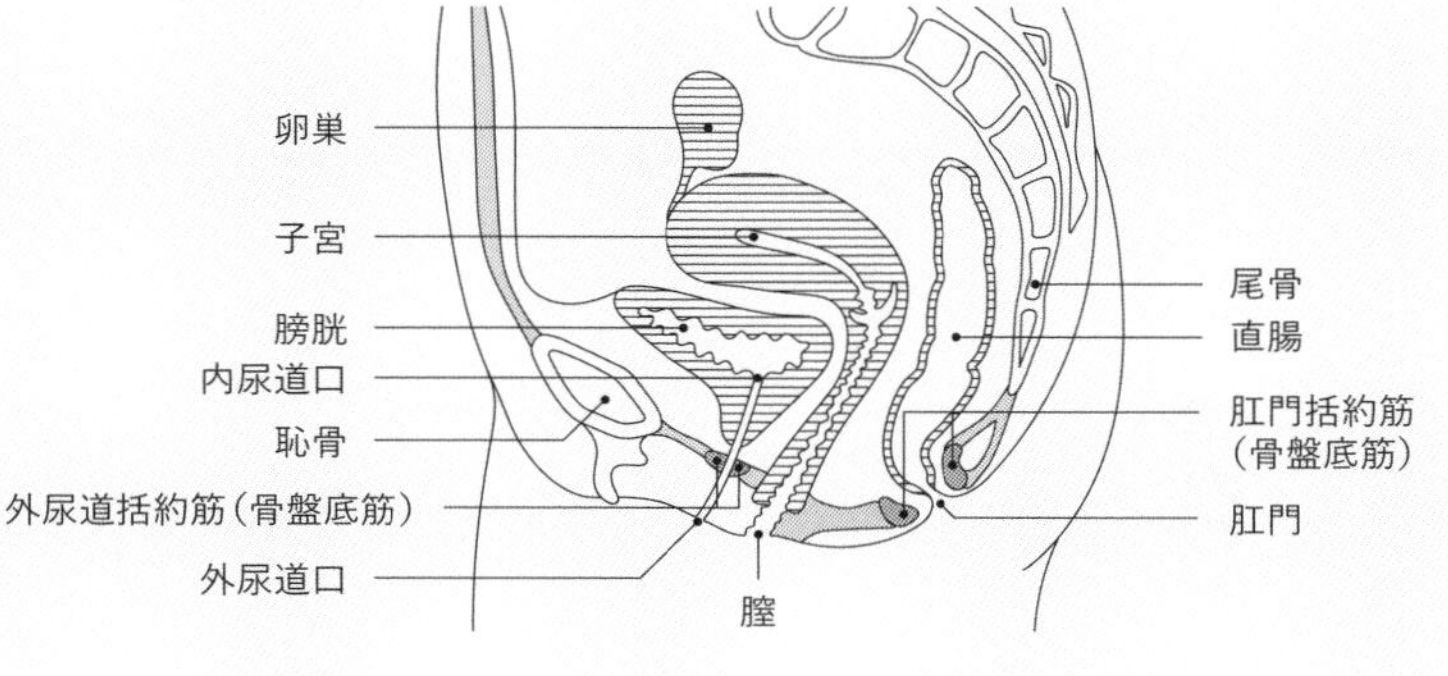

図４：尿道が「短い」「下向き」「筋力が弱い」と、もれやすいのは女性の宿命。

ためて出してちょっと止めて、いざ放尿！

自律神経がはたらき、締めてゆるめて

成人では300〜500㎖の尿を「膀胱」にためることができます。通常はその半分の150〜250㎖くらいたまると、その情報が脊髄を通じて脳に伝えられ「たまったな……」という尿意を感じます。とはいえ、すぐに出せるわけではありませんよね。

この段階では「膀胱」の「排尿筋」はゆるんだままでため続け、膀胱内に圧力はかかっていません。「内尿道括約筋」は締まり、自分で締められる「外尿道括約筋」は自らキュッと締め、意識も無意識も総動員して〝そのとき〟を待つわけです。

この〝膀胱はゆるめて尿道は締める〟という相反する力が絶妙に作用（協調作用）するのは脳に中枢のある自律神経のなせる業です。

そしてトイレに腰かけ（男性なら前ファスナーを下ろし）、「よし！　出そう」と思うと、「膀胱」は「排尿筋」を収縮させて内部の圧力を上げ、同時に「尿道」の括約筋が収縮を解い

て出口が開く。すると「待ってました」とばかりに尿は一気に出ていきます。

長くがまんしていて量が多かったり、加齢で「排尿筋」の力が弱くなり、ひと息では出せなかったりすれば、フッと腹に力を入れて膀胱をバックアップしたりもします。

ちなみに尿道が短い、つまりホースが短い分、女性のほうが尿の出る勢いがよく、同じ尿の量なら女性のほうが早く終わるそう。損なのか、得なのか……。

達成感のような肩の荷を降ろしたような、ささやかな快感。思えば飲み込まれてから全身を巡り、大仕事を果たしての凱旋です。先述の西村かおるさんによると、飲んだ水が尿になって出てくるのはだいたい3時間後くらいとのこと。尿の長い旅も終わりです。

普段はせわしなく流してしまうところ、ちょっと便器を覗いて、尿のたどった旅路に思いを馳せてみてはいかがでしょう。（N）

正常な尿にまつわる目安の数値

・成人の膀胱の容量は 300 ～ 500㎖。
・成人の1回あたりの尿の量は 200㎖前後。
・成人の1日あたりの排尿回数日中4～7回。夜間1回以下。
・成人の1日あたりの総排尿量は 1500 ～ 1800㎖。

排尿＆がまんのときの筋肉の動き

蓄尿時（尿をためているとき）

「排尿筋」はゆるんだままで膀胱内の圧力はかからない。「内尿道括約筋」が収縮して出口を締め、尿が出ないようにしている。

意識してがまんしているとき

「排尿筋」はゆるんだまま。自分でコントロールできる「外尿道括約筋」を締めて我慢。

排尿時（トイレに座ったとき）

「排尿筋」が収縮して膀胱内の圧力が高まり、「内尿道括約筋」が弛緩して出口が開き尿を出す。

途中で止めるとき

「排尿筋」は収縮、「内尿道括約筋」は弛緩して尿が出ているところに「外尿道括約筋」を締めてストップ。

Chapter

1

みんなの排尿の問題

中高年から起こりやすい

症状や病気

ちょいもれやトイレが近いのは、老化？

「恥ずかしい」より「知りたい」が勝るお年頃

風邪などでちょっと体調を崩したときや、ストレスや疲労が強かった時期に、トイレが間に合わず、うっかりもらしてしまった。そうした経験、恥ずかしくて人には話しにくいことではありますが、親しい女性同士なら、誰かが口火を切れば、話が弾むことはよくあります。

友だちと、若い頃にはなかったことだけれど、それが老化のせいなのか、それとも病気もあるのか、詳しく知りたいと意気投合。

「そういえば、トイレが近いという嘆きはよく話題にのぼるよね」「以前、大人用紙おむつの取材をしたとき聞いたんだけど」など、会えばシモのトラブルの話ばかりして、それも声をひそめもせず……。

すると気のせいかカフェの周囲の、同世代らしき人たちは〝耳ダンボ〟な気配。ギリギリ

セーフなど、肝を冷やした経験も含めれば、何らかの排尿のトラブルを経験した人が多く、関心は高いのではないでしょうか⁉

人から聞いた話をきっかけに、トイレの回数など、意識すると多いような気がしてきます。今まで、そんなこと考えもせず、行きたいときにトイレに行っていたけれど、自分は正常か？　人と比べたことがないので、わかりません。

健康な人の排尿とは、1日何回くらい？　加齢とともにシモの問題が起こりやすいという漠然とした知識は頭の隅にあって、それは何歳ぐらいからのことなのか。老化現象なのか。50歳を過ぎて、知っておいてもいいような気がしました。

そこで、この本の原稿づくりでは「健康な排尿を続けるためのトレーニング（略して、尿トレ）」のベースとして、まず大まかに排尿のトラブルの症状と原因、医療について正しい知識を備えたいと、獨協医科大学排泄機能センターの専門医、山西友典先生を取材し、医療的な監修をお願いしました。

テレビの健康番組で山西先生が排尿に関係する病気の解説などをしているのをご覧になったことがある読者もいるのではないでしょうか。山西先生は一般社団法人日本排尿機能学会の理事も務める排尿トラブル治療の第一人者です。（T）

40・50代、男も女も尿トレ適齢期

年のせいとあきらめない！

排尿トラブルについて取材や勉強を始めたものの、あろうことか早々につまずきを感じました。排尿のトラブルの症状や原因は、実に多様で、素人が理解するには複雑なのです！最近、テレビコマーシャルなどのおかげで一般的によく知られている「過活動膀胱」も、年のせいで起こる症状とは限らなくて、原因が多様で、男女差もあります。

そして排尿のトラブルの中には、過活動膀胱とよく似た症状が腎臓など泌尿器の病気や障害によって起きる場合や、生活習慣病や他の臓器の病気の前兆として起きる場合もあり、それらが同時に起きている場合もあるというのです。

原因が違えば当然、治療や対処は異なることがあります。

自己診断で、〝年のせい〟と割り切ったり、あきらめるのはNG。自分や家族のトラブルについて、原因をはっきりさせることが肝腎です。排尿トラブルについてよく理解してからというのでは、最適な受診のタイミングを逸してしまう危険もあると感じました。病院へ行って、原因を突き止めましょう。

排尿のトラブルは、自分が生活の中で「困った」と感じ、トイレのことで「外出できない」「眠れない」などと思う時点でトラブルです。

それが健康上の問題がある状態なのか、原因が何なのかは専門医でなければ判断できません。

すでに何らかのトラブルや不安があってこの本を手に取った方は、善は急げ。原因が病気だとわかれば治療ができ、加齢による変化ならトラブルを軽減する尿トレに取り組むことで困りごとを軽減・解消できます。

気がつくと「人生１００年時代」と言われています。つい先日まで80年とされていたのに、また20年も延びて、私たち中高年の〝これから〟は長い！　老化だからしかたがないなどとあきらめて困りごとに耐えて暮らすのはもったいない。そう考える人が増え、治療できることだと啓発も広がっているためでしょうか、受診率は増えているとのこと。

患者の中には、何年もの間、解決できない悩みとして「頻尿《ひんにょう》とスッキリ出せない感があり、いつもトイレのことや尿もれ対策で頭がいっぱいだった」などという人が、専門医の診断を受け、原因がわかり、治療が始まるとともに生活上の対処法も教わって、途端に生活が激変したなどのケースも数多くあるようです（＊3）。

病院へ行く場合、山西友典先生のいらっしゃる「排泄機能センター」のような名称の科は排尿トラブルの専門科だとわかりやすいですが、一般的な受診先は「泌尿器科」となります。女性の場合は、まず「女性外来」のような診療科でもOKです。

治療と併せて行う生活改善について詳しい皮膚・排泄ケア認定看護師の資格をもつナースが勤務している医療機関もあります（＊4）。

ちょっとしたトラブルの経験はあったが一過性の症状だった。現在まだトラブルはないが予防的に。そのような気持ちで尿トレしたい人は、誰にとっても〝害〟はない生活習慣改善なので、すぐにも始めていただけます。

ただし、先述の西村かおるさんにうかがったところ、

「軽い症状を感じて、予防的に病院を受診する人も増えています。
50、60代の女性が多く、早期に受診すれば受診回数が少なくてすみ、早く改善するケースが多いでしょう。
一方、現役世代の男性は仕事で忙しくて予防的に病院に来る人は少ないようです。男性

＊3　失禁体験者が自ら綴った『体験者が語る失禁コントロールガイド』（日本コンチネンス協会編著、保健同人社刊）を読みました。絶版になっている本ですが、図書館で借りることができました。

＊4　皮膚・排泄ケア認定看護師の資格をもつナースが勤務している身近な医療機関は公益社団法人日本看護協会ウェブサイトで検索できます。

には『前立腺』という男性特有の臓器があり、中高年以降、前立腺の病気が原因の排尿トラブルを起こす人は多いので、生活の中でトラブルを感じたら、病気の早期発見・早期治療のために病院を受診しましょう。

50歳になったら（近親者に前立腺がんの人がいる場合は40歳代も）一度は前立腺がん等の検査を受けることが推奨されています。

排尿トラブルや悩みから解放されれば、よりアクティブに働け、夜はゆっくり休めるようになりますよ」。

ですから、一過性でもトラブルの経験・実感があれば、その原因が特別な病気ではないのを確かめる用心をしてもいいのかもしれません。（T）

身近な排尿トラブルの整理・整とん

まずは受診！　そのための予備知識

排尿のトラブルはいくつかの原因が重なり、いくつかの症状や病気が複合的に起きている可能性もあるので、トラブルを感じたらまず受診をして、医師の診察、基本的な検査（尿検査、残尿量測定、エコー検査、血液検査など）を受けることが大切です。

本書は健康な排尿をめざすセルフケアとそのモチベーションアップ、ＱＯＬ（生活の質）の向上を主題としていて、本項は専門の医療機関への受診とセルフケアにつなげることを目的に、症状や病気の説明は、中高年以降ごく身近なものに限り、簡単にご紹介します。

すでにトラブルを感じている人は、本項にざっと目を通して、ひとつの症状にいろいろな原因が考えられることなどを感じていただき、ぜひ「自己診断ＮＧ」に納得して、病院へ行ってください。予防的に尿トレをする方は、排尿の健康チェックに本項の活用を！

排尿トラブルは大きく分けて次の３つに分類されます。

蓄尿症状　膀胱に尿をためる機能に問題が生じて起こる（＊5）

〈トイレが近い〉

・**昼間の頻尿**　昼間、8回以上トイレに行く症状です（P58）。

・**夜間の頻尿**　夜中に1回以上、トイレに行くために起きる症状（P66）。

昼夜ともに症状が見られることもあります。過活動膀胱（P50）やさまざまな病気によって起こることがあります。心因性の頻尿（神経性頻尿）（P59）もあります。

〈尿意が強い〉

・**尿意切迫感**　急にトイレに行きたくなり、がまんすることができません。過活動膀胱（P50）の代表的な症状です。生活シーン上、トイレに行きたいと思っても、がまんしなければならないタイミングでしばらくがまんできれば、問題はありません。

〈尿がもれる、失禁〉

・**切迫性尿失禁**　尿がたまっていないのに、強い尿意ががまんできず、トイレに間に合わなくて尿がもれてしまいます。過活動膀胱（P50）で見られることもある症状です。

冷たい水を使ったときや水の音を聞いたときに起こることもあります。

＊5　蓄尿症状の失禁には、反射性尿失禁と尿道外尿失禁も別にあります。反射性尿失禁は、交通事故などによる脊髄損傷にともなってみられるタイプ。尿意がわからず、知らない間に尿が出てしまいます。一方、尿道外尿失禁とは、尿管や膀胱から膣に尿がもれてしまう症状。後天的に起こるケースは産婦人科系手術後や、子宮や骨盤内の悪性腫瘍の放射線治療などが原因である場合が多いです。

セルフケア法のひとつ、膀胱訓練を106ページでご紹介します。

・**腹圧性尿失禁**　くしゃみや咳をしたとき、笑ったとき、重い物を持ち上げたり、運動をしたときに尿がもれてしまう症状です（P56）。

・**混合性尿失禁**　先述の「切迫性尿失禁」と「腹圧性尿失禁」が混合しているタイプです。

・**溢流性**《いつりゅうせい》**尿失禁**　尿を出したいのに出せず、しかし、尿が少しずつもれてしまう症状です。前提に、尿が出にくくなる「排尿症状」が必ずあります。

原因となる代表的な病気として前立腺肥大症（P51）があるため男性に多いとされてきましたが、昨今は糖尿病などから起こることも多く、一概に言えません。膀胱周辺のがんの手術後などに神経の機能が低下して起こる場合もあります。

・**機能性尿失禁**　排尿機能は正常であるものの、身体運動機能の低下や認知症によって起こる尿失禁です。歩けない、服を脱ぎ着するのに手間がかかるなどでトイレに間に合わない、あるいは認知症のためにトイレの場所や使い方がわからず失禁してしまうなどのケースです。治療とともに、介護や生活環境の見直しも必要になります。

排尿症状　尿を排出する機能に問題が生じて起こる

〈尿の勢いがない、尿が途中で止まる、なかなか出ない、少ない〉

・**排尿障害**　過活動膀胱（Ｐ50）や前立腺肥大症（Ｐ51）のほか、腎臓など泌尿器の病気（Ｐ72）、排泄に関わる神経や筋肉の障害（Ｐ76）が原因で起こることも。

排尿後症状　排尿した後の不快感や不快な症状

・**残尿感**　排尿した後も膀胱が空になっていない感覚がある症状。主に「排尿症状」によって起こります。排尿後、基本的に膀胱は空になり、残尿はないものですが、いろいろな原因で加齢とともに残尿は増え、ただし１００㎖以下の残尿はあっても健康に影響はないとされています。そして実際には残尿がなくても、残尿感がある場合もあります。
膀胱炎（Ｐ70）、排泄に関わる神経や筋肉の障害（Ｐ76）で多く見られます。

・**排尿後尿滴下**　排尿を終えて、便器から離れた後（男性）、または立ち上がった後（女性）、意図せず尿がもれる症状。尿道の長い男性に多いので、セルフケア法を１２４ページでご紹介します。女性は、抑えるように拭き、心配ならもれる量に合わせたパッドで対応を。
男女とも骨盤底筋群を鍛えるなど、尿トレで改善をめざしましょう。（Ｔ）

男女ともに多い過活動膀胱

ふいに襲う尿意がつらい

中高年になって心配になる排尿トラブルとして、男女とも代表的な症状といえるのは「過活動膀胱」です。昨今、Over Active Bladderの略で「ＯＡＢ」と呼ばれることが増えてきました。横文字だと少し抵抗感が減るかもしれませんが、本書では耳馴染みのある〝過活動膀胱〟で記述を進めます。

過活動膀胱とは、膀胱が過敏にはたらいて収縮してしまう状態で、急にトイレに行きたくなり、がまんすることができない「尿意切迫感」があり、昼間や夜間のトイレの回数が多くなったり（頻尿、Ｐ58）、ときには強い尿意ががまんできず、トイレに間に合わなくて尿がもれてしまう「切迫性尿失禁」がある症状です。

昨今、この過活動膀胱が加齢とともに起こりやすくなることは広く知られ、インターネットやメディアの情報もたくさんありますが、先にも述べた通り、背景に病気が隠れている場合もあるので、情報から見当をつけても、病院で確認しましょう。

なぜ膀胱が過敏なはたらきをしてしまうのか？

その最たる原因は男女で違い、原因が特定できない場合も多くあるようです。脳卒中やパーキンソン病など脳の病気のため、脳と膀胱を結ぶ神経の回路に障害が生じて起こる場合もあります。

そして男女とも、過活動膀胱に似た症状が心因性の頻尿（Ｐ59）、膀胱炎（Ｐ70）、腎臓など泌尿器の病気（Ｐ72）など、さまざまな症状や病気を原因として起こる場合もあることも忘れずに！

男性の場合、原因の多くは「前立腺肥大症」

男性だけにある臓器、前立腺は、加齢とともに男性の健康を脅かすトラブルを招きやすくなる臓器です。悪性の変化ではないですが、中年以降、肥大していく人が多く、過活動膀胱の症状が出る人は、人により程度の差はあるものの、前立腺が肥大している「前立腺肥大症」であることが多いと考えられます。

前立腺は膀胱のすぐ下、尿道を取り囲むような形をしている臓器なので、前立腺が大きくなったり、前立腺の筋肉が過剰に収縮すると、尿道が圧迫され、尿が出にくくなります。こうした状態が続くと、膀胱が過敏にはたらくようになってしまうのです。

前立腺肥大症が進行すると膀胱の出口をふさぎ、「尿閉」(膀胱内に尿がたまっているのに、排尿できない状態)を起こすことがあり、強い痛みや排尿障害を伴います。膀胱内に残った尿が増えると溢流性尿失禁を起こしたり、重症化して腎臓の機能障害を生じることもあって、場合により生命に関わります。

前立腺肥大は中高年以降の男性に多く、そのものは悪性腫瘍などではないとはいえ、軽く見てはいけないということでしょう。

なぜ前立腺が大きくなってしまうのか、まだ原因は詳しくわかっていません。主にホルモンバランスの変化が原因と考えられているので、加齢による変化は避けられないと見て、定期的に健診等で状態をチェックしましょう。

前立腺は炎症やがんなど、排尿トラブルを伴うほかの病気になることもあります。前立腺がんでも、重症化すると尿閉を起こすことがあり、早期発見・治療が大切。前立腺がんは自覚症状がほとんどなく、気づきにくいということなので、定期健診を受け続けるのが賢明です。

女性の場合、「原因不明」が最多

女性の過活動膀胱の多くは、原因が特定しにくいので、生活上、排尿トラブルを意識したら診察を受け、ひとまず原因を調べましょう。

原因がわかれば原因に応じた治療やセルフケアをし、原因が特定できなかったり、いくつかの原因により複合的に起きている場合は、治療やセルフケアをしながら、重症化して生活上の困難が増えないように、経過を見ていきましょう。

原因のひとつに加齢とともに起こる骨盤底筋群の衰えがあり、女性の泌尿器の構造からも尿もれは起こりやすくなります。

中でも妊娠・出産を経験したことがある女性に排尿トラブルが起こりやすく、それは、妊娠中に子宮が大きくなり、骨盤底筋群に重みがかかることで筋肉がゆるむうえ、出産時には赤ちゃんが骨盤底筋を伸ばして出てくるため。

しかし、こうした症状は骨盤底筋群を含む体幹の筋肉を鍛える訓練や、腹部の脂肪を減らすダイエット、便秘の予防（たまった便が膀胱を圧迫し、刺激するのを防ぐ）などセルフケアでも改善できる点がいくつもあります。

西村かおるさんの著書『パンツは一生の友だち』（現代書館刊）の中に、素敵なエピソードが書かれています。パーキンソン病のために寝たきりになり、何年も膀胱に留置カテーテル菅が入っていて、自力で排泄をしていなかった80代の方が、介護にとても熱心な娘さんの協力を得て、カテーテルを外し、おむつ使用を経て、３カ月後、日中はポータブルトイレで排泄するようになった、という話。

この方はカテーテルを外してすぐ西村さん指導の骨盤底筋訓練を開始し、「自分にできることはこれくらいしかない。少しでも娘の介護負担を減らしたい」という意思で、日中、できる限り訓練をしていたということです。

何年もカテーテルを入れていれば、尿道を締める筋肉は大変、弱っていたのではないかと思われます。しかし、尿意を感じ、ポータブルトイレに移って用を足すまで、尿道を締めておけるまでに回復するとは！

その回復は、適切な筋肉を鍛え続けた努力の賜物。ご本人とご家族が、排泄の自立をあきらめなかった成果です。

西村さんはその事例で母子から「ＱＯＬが改善して満足」と大変感謝されたそうですが、西村さん自身が「あきらめてはいけないこと、できる限り最善を尽くすことを学んだ」と話します。

このエピソードから私は、症状や病気で悩むとき、より適切なケアを受け、自分にとってハッピーな結果をもたらすためには、医療や介護におまかせではなく、自分ができることはしなければならないのだと再確認しました。元気なうちに築いておく家族など身近な人との関係が大事、とも。

そして、そもそも症状や病気が起こらないよう、セルフケアで症状や病気を予防できたらよりハッピーです。

骨盤底筋はじめ体幹を鍛える訓練（P110）は、誰にとっても、どのタイミングで行っても、対象である筋肉を正しく動かせば健康被害にはなることはないセルフケア。この本づくりでせっかくできたケア習慣を続けたいと思います。

なお、過活動膀胱の治療では、服を着たまま（椅子に座るだけ）骨盤底筋群周囲の神経に磁気刺激を与え、症状の改善を図る療法もあります。薬が使用できない場合や、薬を使用しても効果がでない場合に、ほかにも体への負担が少ない治療法があることを覚えておき、必要に応じて主治医に相談してみましょう。（T）

「腹圧性尿失禁」も女性に多い

急な動きに内心〝ハッ！〟とする

過活動膀胱ではなくても、尿道を支える骨盤底筋群の衰えで尿もれは起こり、とくに次のような強い腹圧がかかるような動作時にもれる症状が「腹圧性尿失禁」です。

・咳をする、くしゃみをする、笑う
・走る、急停止する、スポーツの最中
・坂道や階段を昇り降りする
・重い荷物を持ち上げる

骨盤底筋のダメージは妊娠・出産を経験した女性に多く、腹圧性尿失禁も起こりやすく、その理由は、過活動膀胱の項でも述べた通り（P53）です。過活動膀胱と腹圧性尿失禁の両方の症状がある人も、実際、少なくありません。

また、女性ホルモンの低下も影響するので、閉経後の女性にも多く見られます。

そもそも女性の尿道はわずか3～4㎝しかなく、膀胱のすぐ真下に出口があるような構造です。そのうえ、次の3つの負の連鎖で、もれやすくなります。

・尿道を締めている尿道括約筋が衰えると、尿道を閉じる力も衰えます。
・骨盤底筋群がたるみ、膀胱や尿道が下がると、尿道がゆるみます。
・骨盤底筋群のたるみは、膀胱の出口も広げるので、尿道を締める圧力がかかりにくくなります。

このような構造を知ると、女性である以上、排尿に関係する筋肉のダメージを放置してしまうと〝尿もれは避け難い〟と思えます。

このことは女性同士、もっと多世代で情報共有が必要かもしれません。学校の性教育などでも教えてほしいところ。身近な女子（娘や嫁）には産後ケア、サクセスフルエイジングの一環で不可欠だと、骨盤底筋体操など尿トレの情報をシェアしましょう！　今以上に尿もれ&ケアについてオープンに語り合い、生涯にわたって排尿のトラブルで悶々と悩まず、適切な治療やケアをして、快適に暮らせるムードをつくっていく必要を感じます。

なお男性も、前立腺の病気で手術をした後など、骨盤底筋の筋力が低下すると、腹圧性尿失禁を起こすことがあります。（T）

トイレが近い「頻尿」のいろいろ

トイレの回数が多いか？　気のせいか!?

過活動膀胱などで昼夜ともにトイレの回数が多い人は少なくないのですが、昼と夜は分けて排尿の状態をチェックしたいので紹介を分け、まず「昼間の頻尿」から述べます。

頻尿かもしれないと心配しているなら、まず60～65ページの排尿日誌をつけてみましょう。自分の排尿パターンが可視化できます。

摂取した水分量が概ね適当で（P20、129）、トイレに行く際とくに尿意切迫感はなく、日中の排尿回数が7回以下なら基本的に問題はありません。

ただし、排尿回数は人それぞれ、職業柄の習慣などでも違うので、自分が頻尿だと思うなら、排尿日誌を持参して受診を。排尿日誌は、あらゆる排尿トラブルで主治医や看護師に具体的な情報提供ができ、治療やケアの方針を立てるのに役立ちます。

比較的、自由に行動でき、穏やかなリズムで過ごし、自然にトイレに行ける休日などに、最低でも24時間連続、なるべくなら3日間分、記録しましょう。

丸1日、暑い戸外でスポーツをして、仲間と打ち上げ……など、あきらかにたくさん水分をとって、トイレの回数が増えた日があってもそれは自然な生理現象です。そのような日は記録には適しません。

頻尿の原因はさまざまで、過活動膀胱のほか、膀胱炎などの病気（P70）で起こるほか、さまざまな原因による排尿症状によって残尿が増えて起こる場合もあります。自然な老化現象としても加齢とともに膀胱にためられる尿量は減り、残尿は増え、トイレの回数は増えます。また、頑固な便秘が原因で膀胱にためられる尿量が減ることもあります。

さらに、心因性の頻尿（神経性頻尿）もあり、精神的な問題が原因で頻尿や尿意切迫感が起こることはよくあります。

緊張したときや、トイレの心配をしたときなどに尿意を感じた経験がある人は少なくないでしょう。一般的に、日中にのみ見られる症状です。

心因性の頻尿では、原因の治療のため、泌尿器科から心療内科や精神科の受診を勧められる場合もあります。

排尿日誌の利用法

頻尿に限らず、排尿トラブルで受診する前には必ずつけたい排尿日誌。まずコピーかスキャンをして必要枚数のプリントをしましょう。63ページ「症状質問票」は1枚、64ページ「尿失禁ＱＯＬ質問票」は2枚、65ページ「日誌」は記録日数分（3日なら3枚）必要です。

初日は日誌の記録を始める前に、「症状質問票」と「尿失禁ＱＯＬ質問票」にチェックを入れます。そして「日誌」の記録を開始。日付と起床時間を書き（その日、寝る前には就寝時間も書いてください）、メモ欄には体調や排便の状態、体重、服用している薬を記入します。排尿の記録は排尿した時刻に「尿量」「尿意切迫感」「尿もれ」「水分を飲んだ量」をつけます。備考欄に、「いっしょに排便」「トイレの手前でもれた」「勢いが弱かった」など気づいたことを書いておきましょう。最終日に再び「症状質問票」と「尿失禁ＱＯＬ質問票」にチェック！　日誌開始前と見比べて、排尿パターンの確認の参考にします。

なお、排尿と排便のトラブルがともにある人は、排便の記録のほかに食生活の記録も排尿日誌に加え、記録から調子が良かったときの自分の〝食〟を振り返り、排便コンディション維持の傾向と対策を考えてみましょう！（Ｔ）

尿量や尿もれの量の測り方

尿量の測り方

きっちり正確な量がわからなくてもいいので、調理用の計量カップや、不要な透明容器（ペットボトルの上部を切り取ったものなど）に50mlごとに目盛りをつけたものを用意し、トイレに常備しておきましょう。同じトイレを使う家族には、説明しておくことも忘れずに！

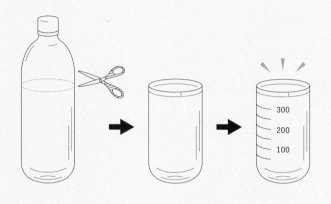

尿もれ量の計測

尿もれの量が計測できると正確ではありますが、ちょいもれ程度で計測が難しいなら◯印だけつけて。尿もれの量を測るなら、尿とりパッドを購入し、使用前のg数と尿もれ後のg数の差で計測します。

飲み物の容量の目安

・よくあるガラスのコップ（高さ約８㎝）　約180ml
・マグカップ（高さ約７㎝）　約200ml
・お椀　約150ml

症状質問票

以下の症状がどのくらいの頻度でありましたか？
この１週間のあなたの状態にもっとも近いものをひとつだけ選んでチェックします。

		排尿日誌 記入前	排尿日誌 記入後
朝起きたときから寝るときまでに、何回くらい尿をしましたか？	７回以下	□ 0	□ 0
	８～14回	□ 1	□ 1
	15回以上	□ 2	□ 2
夜寝てから朝起きるまでに、何回くらい尿をするために起きましたか？	０回	□ 0	□ 0
	１回	□ 1	□ 1
	２回	□ 2	□ 2
	３回以上	□ 3	□ 3
急に尿がしたくなり、がまんが難しいことがありましたか？	なし	□ 0	□ 0
	週に１回より少ない	□ 1	□ 1
	週に１回以上	▨ 2	▨ 2
	１日１回くらい	▨ 3	▨ 3
	１日２～４回	▨ 4	▨ 4
	１日５回以上	▨ 5	▨ 5
急に尿がしたくなり、がまんできずに尿をもらすことがありましたか？	なし	□ 0	□ 0
	週に１回より少ない	□ 1	□ 1
	週に１回以上	□ 2	□ 2
	１日１回くらい	□ 3	□ 3
	１日２～４回	□ 4	□ 4
	１日５回以上	□ 5	□ 5
	合計	___点	___点

▨にチェックがあり、合計３点以上だと過活動膀胱と診断されます。
０～２点：正常　３～５点：軽症　６～11点：中等症　12～15点：重症

（出典：日本排尿機能学会「過活動膀胱診療ガイドライン」2015より）

尿失禁QOL質問票

どれくらいの頻度で尿がもれますか（ひとつだけ選んで、点数の数字を○で囲んでください）	なし	□ 0
	おおよそ1週間に1回あるいはそれ以下	□ 1
	1週間に2～3回	□ 2
	おおよそ1日に1回	□ 3
	1日に数回	□ 4
	常に	□ 5
どれくらいの量の尿もれがあると思いますか（あてものを使う使わないにかかわらず、通常はどれくらいの尿もれがありますか？）	なし	□ 0
	少量	□ 2
	中等量	□ 4
	多量	□ 6

全体として、毎日の生活は尿もれのためにどれくらいそこなわれていますか
（ひとつだけ選んで、点数の数字を○で囲んでください）

0	1	2	3	4	5	6	7	8	9	10
まったくない										非常に

どんなときに尿がもれますか（あてはまるものすべてにチェックしてください）	□ なし：尿もれはない
	□ トイレにたどりつく前にもれる
	□ 咳やくしゃみをしたときにもれる
	□ 眠っている間にもれる
	□ 体を動かしているときや運動しているときにもれる
	□ 排尿を終えて服をきたときにもれる
	□ 理由がわからずにもれる
	□ 常にもれている

（出典：泌尿器科領域の治療標準化に関する研究班「EBM に基づく尿失禁心療ガイドライン」、16, じほう ,2004 より）

排尿日誌

日付：　　年　　月　　日

起床　　：　　　就寝　　：

排尿した時刻	尿量（ml）	がまんできない尿意（◯印）	尿もれ（◯印またはパッドの重さ（g））	飲み物の量（ml）	備考
朝 06:00					
08:00					
10:00					
昼 12:00					
午後 02:00					
04:00					
06:00					
08:00					
10:00					
深夜 12:00					
02:00					
04:00					
合計	回 mℓ	回	回 g	mℓ	

メモ欄

夜間、トイレに起きてしまう「夜間頻尿」

基本的には健康で、適当な水分補給（P20、129）をしている場合、夜間7時間前後の就寝中に尿意で目が覚めることはないそうです。

寝ている間は、脳の下垂体から分泌される「抗利尿ホルモン」が腎臓でつくられる尿を濃縮する機能を調整していて、つくられる尿の量は概ね日中の半量程度となるため、起きるまで膀胱にためておけるのです。

しかし「夜間、睡眠中にトイレに行きたくなって目が覚めることが生活の支障になっている」という悩み・訴えがあると「夜間頻尿」とされ、たとえ目覚めるのが1回でも困っているのであれば「夜間頻尿」になりますが、通常は2回以上目覚めてしまう場合とすることが多いようです。

夜間頻尿を起こす原因は「多尿」または「膀胱の機能低下」、「睡眠障害」です。

多尿とは、文字通り尿の量が多いこと。糖尿病や尿崩症《にょうほう》（突然、排尿と喉の渇きによる多飲を繰り返す。頭部外傷や手術後に抗利尿ホルモンの分泌障害で起こる中枢性尿崩症が多い。抗利尿ホルモンの分泌は正常だが、はたらきや作用に異常が出る腎性尿崩症もある）など、ホルモンの分泌やはたらきの異常をきたす病気が原因のタイプか、または水分のとりすぎ（利尿作用の強いカフェイン、アルコールなどの多飲も）によります。
とくに夜間の尿量が多い「夜間多尿」は、高血圧や心臓、腎臓の機能障害など、全身に影響を及ぼす病気が原因のことがあります（これらの病気の薬での治療の副作用として起こることも）。

高血圧や内臓の機能低下の影響で、日中につくられる尿量が減り、血が濃くなってしまった状態を改善するため、夜間につくられる尿量が増えるのです。

それは、体内で「ナトリウム利尿ペプチド」という物質（利尿作用がある）が分泌され、夜間多尿を起こすという仕組み。

臓器の機能低下は加齢によっても起こり、日中に尿がつくられる量が減り、相対的に夜間につくられる量が増える（軽い心不全、腎不全。病気の前兆ともいえる）場合もあります。

また、睡眠時無呼吸症候群（就寝中に呼吸が一時的に止まり、それを繰り返す病気。肥満や低舌位・P120による気道が閉塞するタイプが多い。痩せていても首が短い、小顔、舌や舌の付け根が大きいといった顔や首まわりの形体で起こしやすい人もいる。男性に多い）の人も、無呼吸が心臓に負担をかけ、「ナトリウム利尿ペプチド」が継続的に分泌されるため、夜間多尿を起こすことがわかっています（＊6）。

＊6　本来なら睡眠時は自律神経の「副交感神経」が優位でリラックス状態となりますが、睡眠時無呼吸症候群では「交感神経」が優位な状態であることも夜間多尿に影響すると考えられています。自律神経の不調は排尿トラブルと関係することが多いようですが、今回、専門家の取材が叶わず、本書ではその解説はできません。

一方、膀胱の機能低下とは、過活動膀胱（P50）などのため朝まで膀胱に尿をためておけない状態です。膀胱炎（P70）など、泌尿器の病気で膀胱が萎縮することでも起こります。

そして睡眠障害とは、眠りが浅くてすぐ目が覚めてしまうこと。ただし、加齢に伴って睡眠時間が短くなるのは自然なことなので、中高年以降は寝るのが早すぎれば、朝早く目が覚めるのは障害ではありません（P142）。

若い頃、休みの日の〝4時〟に目が覚めたら、なんと夕方の4時で、自分でも驚いたことがありました。惰眠を貪れた日は少し懐かしく、今となってはしょっちゅうもったいないことをしたのが、惜しくもあります。最近はどんなにくたびれていてもそんなふうに長時間、寝られません。俗に言われる〝寝るにも体力がいる〟に得心してしまいます。

そして、目が覚めると習慣的にトイレに行くことが多く、再び寝ようと思っても寝られず、布団の中でもじもじ。することがないので、所在なく、再びトイレへ……。すると2度、3度トイレに起きてしまったようでもあります。

しかしそれは「尿意で目覚めた」わけではないため、整理して考え、就寝時間の見直しなど、睡眠の質を改善することを考える必要があるでしょう。

こうした場合にも、排尿日誌（P65）をつけていると整理して考えやすいです。（T）

正常な尿にまつわる目安の数値

排尿をがまんして**300㎖以上**ためられれば、膀胱容量は正常です。

排尿日誌での最大の尿量が（4㎖×体重）㎖以下の場合、膀胱容量の低下が考えられます（50kg の人の場合、4㎖× 50=200㎖以下）

夜間多尿の目安

一晩の尿量（夜中にした尿量と朝起きてはじめての尿までの合計）が１日の尿量の**33%以上**、または**(体重× 10)㎖以上**の場合、夜間多尿とされます。

(50kg の人が１日 1500㎖の尿量の場合、夜間の尿量が 500㎖以上あると夜間多尿)

女性に多い膀胱炎のふたつの顔

細菌感染で起こる「膀胱炎」

「膀胱炎」とは、尿道口から細菌が入り込み、尿道、膀胱、尿管、腎臓のどこかで炎症を起こす「尿路感染症」の中で最も多い病気です。つまり炎症を起こす場所によって、「尿道炎」「腎盂腎炎《じんうじんえん》」などと呼ばれるわけです。

膀胱炎になると残尿感が強く、トイレに行く回数が増え、尿の白濁や、排尿の終わり頃に痛みを感じるのが特徴的な症状です。女性に多いのは、尿道が短く、尿道口と肛門の位置が近いため。炎症は便の大腸菌（大腸菌は肛門や膣の周囲にも存在し、後ろから前に拭いてしまって起こる）による炎症や、接触性皮膚炎（セックスで起こる）で、急性の場合が多く、とくに免疫力が低下したときに起きやすく、再発することも少なくありません。

とはいえ細菌が尿道口に付着しても、必ず感染症を起こすわけではなく、体には自浄作用もあるので、普通に清潔を保てば、洗浄や除菌に神経質になることはないとのことです。

細菌とは無関係の「間質性膀胱炎」

間質（膀胱の壁と粘膜の間、伸縮性がある組織）が硬くなってしまう「間質性膀胱炎」は、膀胱に尿がたまる（膀胱がふくらむ）と痛みを感じ、排尿すると痛みがやわらぐ症状があります。

同時に、トイレが近くなり、尿意切迫感も感じるので、「膀胱炎」や「過活動膀胱」とも似ていて、悩ましい病気です。そして、原因がまだ解明されていません。〝膀胱炎〟とはいうものの、細菌の関与する「膀胱炎」とはまったく違うので、細菌をやっつける抗生物質は効きません。

一方、実際に間質性膀胱炎の患者に、過活動膀胱（膀胱平滑筋など、排尿に関係する筋肉の過活動）が同時に見られることは多いとのことで、そう聞くといっそう紛らわしく思えますが、膀胱に尿がたまるときの痛みが特徴的なので、この痛みのあるなしは診断のひとつのポイントとされます。

間質性膀胱炎は良くなったり、悪くなったりを繰り返しながらだんだんと進行していくと考えられているため、症状があったら、すぐに泌尿器科を受診しましょう。（T）

その他の腎臓や泌尿器の病気

しつこいけれど、まず「健診」「受診」！

本項のここまでで名前にも触れなかった腎臓など泌尿器の病気は、ほかにもいくつもあり、紹介した排尿トラブルの陰に隠れていて、気づきにくいことが多々あります。

腎臓は血液中の老廃物をろ過し、水分やミネラルを調整するほか、一部のホルモンやたんぱく分解酵素の生成、ビタミンDの活性化（丈夫な骨を保つために欠かせないこと）なども担う大事な臓器。ところが病気になってもしばらく「無症状」で、自覚しづらいことが多いようです（もしくは急に激しい症状が出る「急性症状」タイプが多い）。

症状を感じる頃には進行していることが多く、たとえ自覚症状があっても、尿路結石症や腎盂腎炎などでは背中や腰の痛み、腎不全ではむくみや高血圧、食欲不振、頭痛、疲労感などで、中高年なら「丸1日、立ちっぱなしだったから」「昨夜は飲みすぎたから」「このところストレスが強いから」「寝不足だし、運動不足だから」などを理由に、軽く見てしまいそうな症状で、病気に気づきにくいかもしれません。

しかし尿検査をすれば、腎臓の異常を見つけることができます。つまり最低でも年に1度は健康診断で尿検査を受けることが大切です。

一方、腎臓の先、排尿に関わる泌尿器は、腎臓がつくった尿を体の外に出す、これまた大事な臓器。不具合が日々の生活に与える影響が大きいので、トイレで出たおしっこで泌尿器の病気診断ができないものか、山西友典先生に尋ねてみました。

山西先生は「よほどの血尿や、白濁した膿尿でない限り、尿の色などで泌尿器の病気を自分で見つけることはできないでしょう」と話します。

「色やにおいなど曖昧なチェックではなく、心配があったら受診をして、科学的な検査を受けましょう。ほかに不安な症状や緊急性がないなら、排尿日誌を3日以上つけて持参すれば、より正確な診断ができます」と念を押されました。

膀胱炎では尿が濁りますが、それ以上に、下腹部の違和感や痛みがつらいなど、別の症状で異常に気づき、受診する人が多いということでした。

忙しい人も、病院が苦手な人も、排尿トラブルや病気を防ぐために、年に1度は〝雄弁な尿〟を専門家に診てもらってください。

なお、ここで尿が「少ない」「出ない」トラブルを起こす病気、「尿路結石症」を簡単に紹介しておきます。

腎臓（腎盂）または尿管、膀胱、尿道のどこかに結石がある状態です。それぞれ「腎結石」「尿管結石」「膀胱結石」「尿道結石」と呼ばれます。

石の大きさは数ミリからさまざま。小さい石ほど尿管に落ちやすく、激痛や頻尿、膀胱炎、排尿症状などが出る場合、自覚されやすく、小さい石が原因であることが多いとされます。大きい結石は自覚症状が乏しく、健診や人間ドック、腹部エコー検査で見つかることが多いようです。

石は腎臓でできることがほとんどで、なぜできるのかは諸説あり、まだ明確ではありません。

また、尿が「少ない」「出ない」排尿トラブルのひとつに、尿の量が極端に減る「乏尿《ぼうにょう》（1日の尿量が400㎖以下）」「無尿（1日の尿量が100㎖以下）」もあります。

急激に腎臓の機能が低下する急性腎不全特有の症状で、ネフロン以前に原因があるタイプが「腎前性乏尿」「腎前性無尿」、腎臓の障害が原因のタイプが「腎性乏尿」「腎性無尿」、腎盂や尿管が原因のタイプが「腎後性乏尿」「腎後性無尿」とされ、いずれも大変に危険な状態です。

排尿トラブルには、尿が「少ない」「出ない」トラブルもあることを頭の隅に置いておきましょう。

体のどの組織も、人生100年と長くなった分、長くはたらかせることになります。健やかさを長持ちさせるために、ダメージの早期発見・治療のための行動が大切だということです。(T)

排泄に関わる神経や筋肉の障害

神経系のトラブルによって起こるもの

脳と膀胱をつなぐ排尿をコントロールしている神経のどこかにトラブルがあると、尿意を感じられなかったり、膀胱の収縮障害が起き、排尿症状を中心としてさまざまなトラブルが複合的に起こることがあり、それらは総合して「神経因性膀胱」と呼ばれます。

原因となる代表的な病気は脳血管障害（脳卒中や、くも膜下出血など）、糖尿病（膀胱の神経も含む末梢神経障害を起こす）、腰部脊椎管狭窄症《せきついかんきょうさく》（脊髄神経根の束全体が圧迫される馬尾型で起こる）、正常圧水頭症（脳室に脳脊髄液という液が過剰にたまり、脳室が拡大する。歩行障害や認知障害も同時に出て、認知症の悪化と間違えられやすい）など。

また直腸がん、泌尿器のがんなどの手術で膀胱の神経が損傷を受けて起こることもあります。

膀胱などの筋肉の障害

膀胱の収縮障害は、メタボリック症候群（内臓肥満に加え、血圧・空腹時血糖値・脂質のうちいずれか2つ以上が基準値を超えている）に伴う膀胱の血流障害や、加齢による筋肉の衰えで起こることもあります。（T）

メタボリック症候群の基準値

・腹囲

男性 85cm 以上、女性 90cm 以上

・中性脂肪値

HDL コレステロール値

中性脂肪値　150mg/dl 以上

HDL コレステロール値　40mg/dl 未満

（いずれか、または両方）

・血圧

収縮期血圧（最高血圧）130m m Hg 以上、

拡張期血圧（最低血圧）85m m Hg 以上

（いずれか、または両方）

・血糖値

空腹時血糖値　110mg/dl 以上

（日本内科学会、日本動脈硬化学会など
8 学会による合同基準）

排尿トラブルの薬での治療と副作用

目的は、日々をより良く過ごすこと

中高年以降に多い排尿トラブルの治療では、薬を使った治療が選ばれることが最も多いようです。本項では、薬剤師の齊藤直裕さんに薬での治療と副作用などについてお話を聞きました。齊藤さんはファーコス薬局（新宿）に勤めるかたわら、新宿食支援研究会という医療と介護の専門家研究チームに所属して、「薬の服用が生活に与える影響」などを研究するとともに、そうしたテーマで講演活動を行っています。

排尿トラブルの薬での治療は、一人ひとりの症状と検査結果、生活上の〝困っている状況〟に応じて、数多ある薬の中から最適な薬が選択される、とのこと。齊藤さんにうかがったところ、

「排尿のトラブルでは、いくつかの症状が重なっていたり、原因もひとつとは限らないことが少なくないようです。基本的な薬での治療は、病院を受診して、困っている状況の背景

に特別な病気がないか調べ、病気があればその治療が優先されます。

病気がないことがわかれば、生活上いちばん困っていることから優先的に改善していくことをめざす『生活改善薬での治療』になると理解していただくといいかと思います。そして〝機能の衰え・低下〟といったことが原因のトラブルを軽減するには、薬での治療と併せてセルフケアや生活上の工夫も必要になります。

薬局でうかがうお悩みは千差万別で、トイレに行く回数が多いという悩みがあっても、自営業で、店の奥にトイレがあり、誰にも気兼ねなくいつでも行けるから、困っているのは夜間だけという方がいる一方、頻繁にある会議やミーティングの最中、離席し難くて、昼も夜も困るという方もいます。趣味の映画鑑賞の最中に限ってもよおすのが悩み、などという方も。

それぞれ主治医と相談し、〝困りごと改善（生活改善）〟に適した治療が選ばれます。薬の処方が出たら主治医の指示通り服用して、トラブルの少ない日常を取り戻していただきたい。薬について少し知識をもっておくと、困りごとの改善に役立ちますから、ぜひ賢く薬剤師を活用してください」。

尿もれや失禁、頻尿など、加齢とともに多く見られる症状によく用いられる薬は次の通りです。処方される薬剤名（ポラキスやベタニスなど）ではなく、作用別の総称（抗コリン薬、β刺激薬など）を用いて紹介します。

〈膀胱に作用する薬〉

・**抗コリン薬**　膀胱が収縮しようとする力を抑えることで、おしっこを出にくくします。

・**β刺激薬**　膀胱が収縮しようとする力を抑えることで、おしっこを出にくくします。

・**コリン作動薬**　膀胱が収縮しようとする力を強め、おしっこを出やすくします。

〈尿道に作用する薬〉

・**α刺激薬**　尿道の締まりを強くし、おしっこを出にくくします。

・**αブロッカー薬**　尿道の締まりを弱め、おしっこを出やすくします。

先にも述べた通り「抗コリン薬」などの呼び方は作用別の総称で、処方される薬剤はそれぞれ多品種あります。

飲み薬（錠剤や顆粒剤）のほか、体に貼るテープ剤などもあります。

なお、病気を原因とする排尿トラブルなど、治療で使用される薬は上記に限りません。記載のない治療や薬については主治医や薬剤師から説明を受けてください。

高い確率で確認されている副作用

薬の副作用については、服用する人の体調や体質、持病の治療のために飲んでいる薬、生活習慣などによって出方に違いがあるので一概には言えません。

とはいえ齊藤さん曰く、排尿トラブルの薬物治療で報告されている副作用は、「口が渇く」「便秘」が5～30％に出るとされ、「目がちかちかする（光量を調整できなくてまぶしい、見えづらい）」も多い、ということです。

ただし、口の渇きや便秘については2～4週目をピークとして軽減することが多いようだ、とも。齊藤さんは、

「30％という数字は、大変多いと言える数字です。どのような副作用も、つらいと感じたり、生活に支障があるならがまんせず、主治医か薬剤師に相談し、薬の変更や飲み方の変更、別の治療を検討しましょう。

副作用ではないですが、尿もれや失禁に処方された薬がよく効いて、おしっこが出にくくなるという排尿トラブルを生じるケースもまれにあり、そのような場合も、再検討してもらう必要があります。たとえば抗コリン薬だけでも10種以上の薬剤があって、別の薬に変えてもらうことが可能ですし、β刺激薬に切り替えるという選択もできます。

処方を決めるのは主治医ですが、薬剤師が患者さんから副作用や、薬を飲むようになって生じた困りごとについて聞き取りをして、主治医に相談することも可能です。とくに〝目が見えづらい〟は危ない副作用で、点眼薬などでは対処できないので、異常を感じたら相談してください」と話します。

薬剤師に抗コリン薬を飲み始めてからの便秘について相談をし、副作用のピークについて聞いて、体調に気をつけながら薬の服用を続ける人もいれば、トイレが近い以上に便秘が憂うつだと主治医に相談し、別の薬に切り替える人など、本当にさまざまだということですから、自分の、全身のコンディションとＱＯＬから考えて、いろいろな選択ができる（選択肢がある）ということを覚えておくと良い、とのことでした。

さまざまな治療に使われる抗コリン薬

排尿トラブルで多く使われる薬のひとつ、「抗コリン薬」。一方、持病の治療のために飲んでいる薬の副作用で排尿トラブルが起こるケースがあり、その代表的なものとしても「抗コリン薬」があげられます。

えっ？　という気分になるかもしれませんが、それは抗コリン薬が呼吸器や消化器、精神疾患など実にさまざまな病気の治療で、一般的に広く利用されている薬であるため。

抗コリン薬は、排尿トラブルの治療では「アセチルコリンが受容体とくっつくのを抑えるはたらき（抗コリン作用）」により「膀胱の収縮抑制」を期待して用いられ、消化器の病気では、抗コリン作用により「痙攣や痛みを抑え、潰瘍を治す」などを期待して用いられます。場合によっては、胃の痛みを緩和するための抗コリン薬の副作用として、意図せぬ膀胱の収縮抑制が起こり、おしっこが出にくくなることがある、というわけです。

さらに抗コリン作用というのは抗ヒスタミン作用と同様で、風邪薬など抗ヒスタミン薬でも同じ症状が起こる場合があります。たとえば、風邪薬を飲んだら口が渇き、おしっこが出にくくなる、といったケース。

とくに、前立腺肥大があって尿道が閉塞している状態でおしっこが出にくくなると、残尿量が増し、さらなるトラブルにつながる危険もあります。注意すべき薬について、主治医や薬剤師に聞いておきましょう。

そして、すべての薬の作用はときと場合により体調不良の原因になることもあると覚えておき、薬を服用して何かトラブルを感じたら、主治医か薬剤師に相談を！（T）

尿トレで健康になる！

排尿コンディションは全身の健康と関係する

排尿のトラブルについて山西友典先生に学んで、健康な排泄を維持するには生活習慣病の予防にもなる規則正しい生活が大切なのだと再認識しました。

体のどの臓器や器官のはたらきも、体調を一定に保つための一連の営みの一部。言われてみれば当たり前のことですが、排泄のコンディションは全身の健康状態と密接な関わりがあるのです。

すると排尿トラブルの予防は、

- **排尿トラブルに関する基礎知識をもつこと**
- **排尿のトラブルを軽減する知識や生活習慣をもつこと**
- **排尿のトラブルを防ぎ、重症化を予防する「全身の病気（生活習慣病）予防」**

この3つすべてが欠かせない、というわけです。

こう書くと、なんだか〝あれも、これも〟大変なようですが、決してそんなことはありません。適切な水分補給と栄養ケア、体幹の筋肉維持、減量、減塩、快眠・快便など、すると良いことは重なっています。

それに生活習慣病を防ぐ生活というのは、少し先の未来の病気を防ぐ生活ということなので、中高年世代にとっては今すぐ取り組まなければ後がないとも言えます。

いたずらに怖がる必要はないけれど、健康診断でチェックがついた項目があったら、その改善のための健康づくりも排尿トラブル予防となるというわけです。

そして、たとえ医療機関で「骨盤底筋群の老化が原因の腹圧性尿失禁で、ほかの病気の心配はない」などと診断され、薬を使った治療や訓練などのセルフケアをはじめた後も、腎臓の病気や障害、生活習慣病の前兆や症状として排尿のトラブルが起こる場合もあることを心にとどめておき、全身の健康に気をつけていたいもの。

泌尿器のコンディションに注意を向けながら、ぜひ同時に家庭での血圧測定やウォーキング習慣、ストレスケアなど、具体的な健康づくりをひとつ以上追加！　尿をつくる腎臓や血液循環をつかさどる心臓などの臓器を筆頭に、体を労わる生活を心がけること、その全体が中高年の尿トレです。

とくに適切な水分摂取と減量（肥満解消）と減塩、快眠・快便は直接的に排尿に影響が大きい生活上のポイントになりそうです。

排尿は、体内の水分調節と老廃物の排出を担い、全身状態（健康）を一定に保つために欠かせない人の生理的な営みのひとつ。スッキリ出ると、この上なくリラックス&リフレッシュできます。

この大事な営みを健やかに維持し、人生１００年時代の中・終盤を愉快に過ごせるように、さっそく、尿トレを始めましょう。（T）

Chapter

2

排尿トラブルにまつわるデータ集

みんな「悩んでいた」
「困っていた」

尿もれのある人は、40代以上で約3人に1人

加齢だけじゃない尿もれのある人の実態

排尿トラブルに困ると、つい人知れず悩みがちですが、実は結構、みんな悩んでいます。尿もれに悩む人のニーズを探るべくおむつメーカーさんがいろいろな調査を行っていますので、その一部をご紹介します。みんな悩み、それでもがんばっているのだなということがわかります。

まず、ずばり「尿もれのある人」は40代以上になると約3人に1人（グラフ❶）。女性は30代でも約5人に1人。妊娠、出産などのため骨盤底筋に負担のかかる年齢です。男性は70代になると半数近くに上りました。

同じ調査内で、女性に限り尿もれが起こるタイミングを聞いていますが、腹圧性尿失禁（咳やくしゃみをしたとき出る）は30～40代に多く、切迫性尿失禁（急な尿意でがまんしきれず出る）と思われる症状は60～70代に多い（グラフ❷）ことがわかりました。（N）

❶尿もれ（軽失禁）は40代以上で約3人に1人に

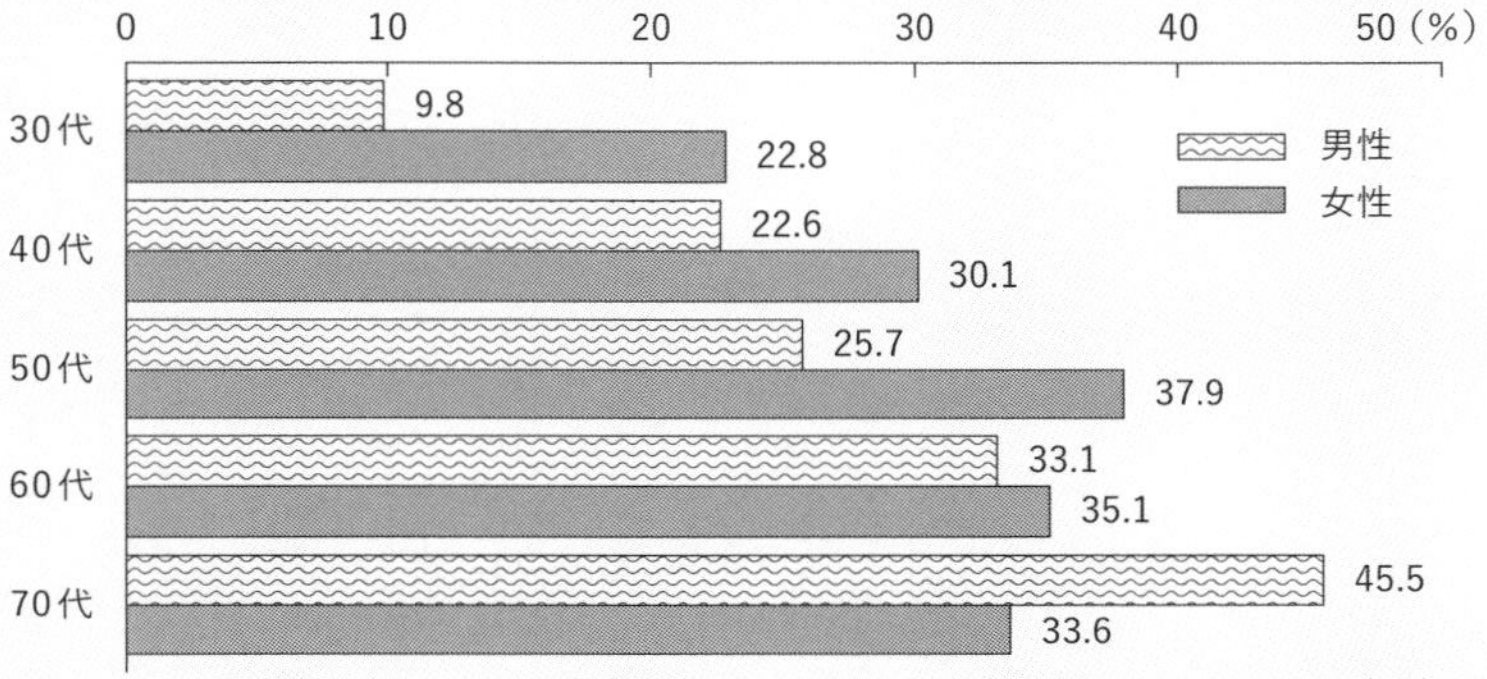

調査時期：2017年／調査対象：30～79才の男女　計1256人（男性614人・女性642人）
出所：花王（軽失禁　意識・実態調査）

❷30～40代は腹圧性、60～70代は切迫性が多い

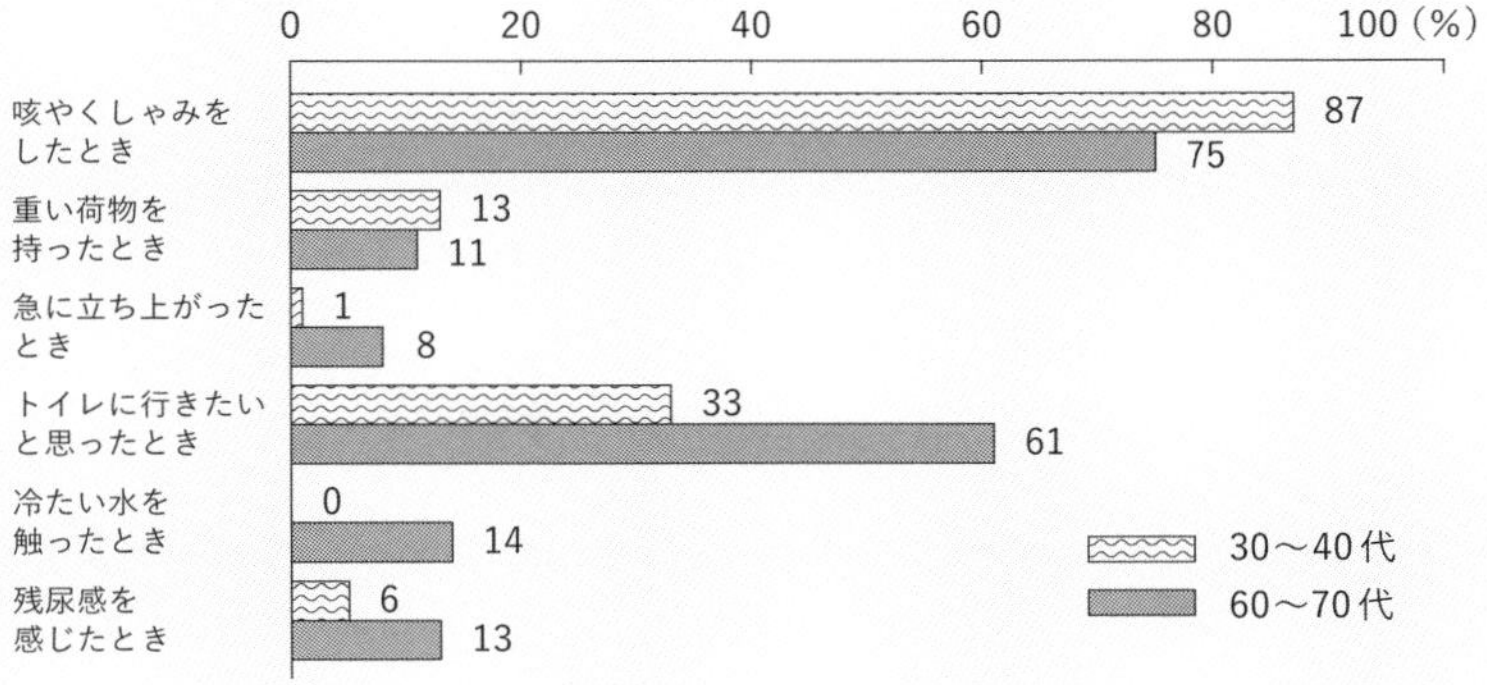

調査時期：2017年／調査対象：30～79才　尿もれ有症女性205人
出所：花王（軽失禁　意識・実態調査）

尿もれで不安なのは長時間の外出

尿もれの経験者に日常生活への影響を聞いた調査によると、「尿もれがあることで気分が落ち込むことがある」という人は全体の49・8%。このうち「尿もれが週2〜3回未満」の人より「尿もれがほとんど毎日」という人のほうが多く（グラフ❸）、尿もれの頻度が気分の落ち込みに影響していることがわかります。

シニアは〝閉じこもり〟の原因にも

また全体の約半数が「長時間の外出をするときに尿もれが不安」（グラフ❹）と答えており、60代、70代はその割合が6割を超えています。とくにバス旅行やドライブ、飛行機や電車などに乗るときが不安のよう。そして同じ調査内で60代、70代の約4人に1人（26%）は週5日以上外出をしない〝閉じこもり傾向〟にあることもわかりました。

閉じこもりは運動の機会が減り、認知機能の低下を招くともいわれます。尿もれケアをして不安を軽減することが、心身の健康にもつながるようです。（N）

❸尿もれ頻度が高いほど気分も落ち込む

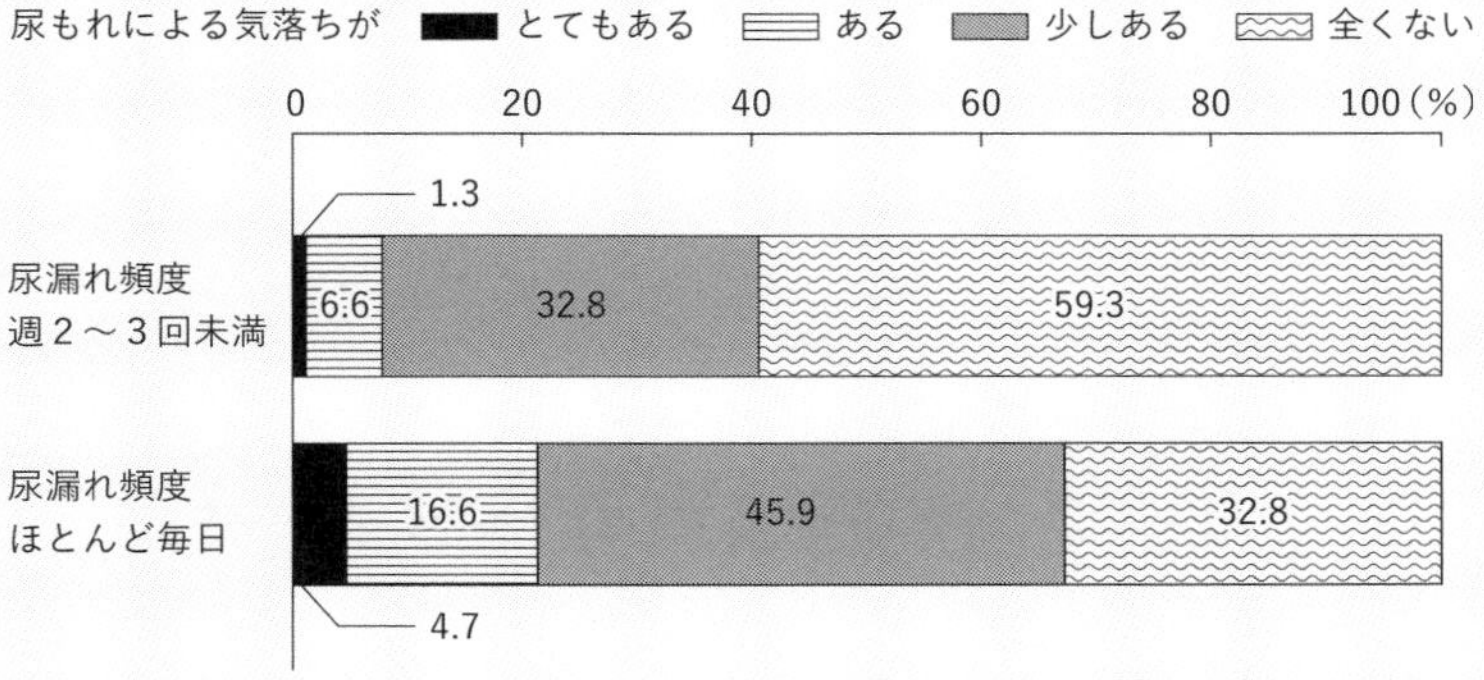

調査時期：2016年／調査対象：30～79才の尿もれ経験者　500人
出所：ユニ・チャーム（尿もれが日常生活に与える影響　実態調査）

❹長時間外出をするとき、尿もれが不安と感じる

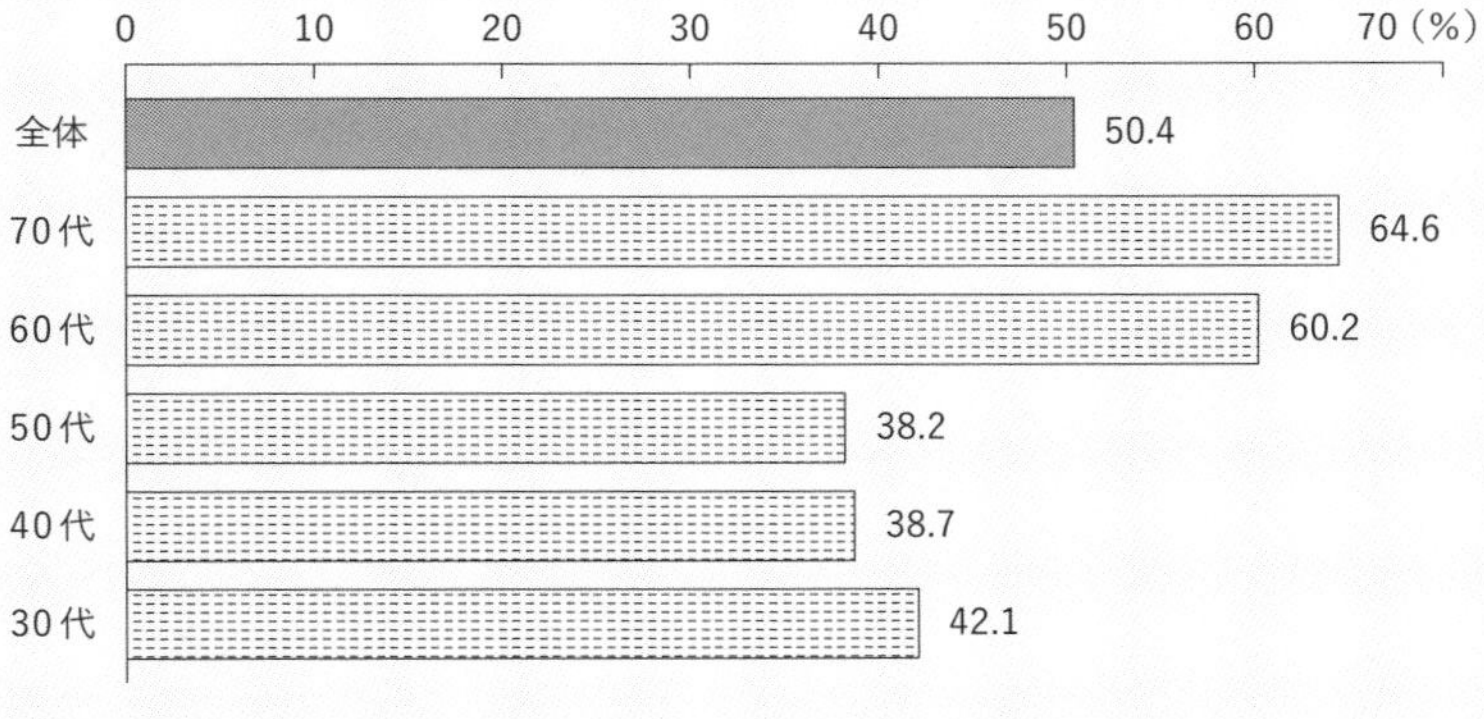

調査時期：2016年／調査対象：30～79才の尿もれ経験者500人
出所：ユニ・チャーム（尿もれが日常生活に与える影響　実態調査）

いろいろな自信・意欲をなくさせる排尿トラブル

困るのは夜中のトイレ、それによる不眠

尿もれや失禁、頻尿などの排尿トラブルが、日常生活のどんな困りごとにつながっているかの調査です。多くの人が困っているのは夜中のトイレと不眠（グラフ❺）。質の良い睡眠は健康の源ですから、これは大きな問題。またシニアにとっては夜間の暗い中、トイレを往復することになれば、転倒などの別のリスクも発生します。水分を控える人、トイレを探す苦痛などで外出を楽しめないという人も目立ちました。

また約3割の人が「自分の健康に対する自信」を喪失（グラフ❻）。そのほか外出や運動、食事といった健康に欠かせないことへの意欲も失せ気味です。同じ調査の中では、排尿トラブルに対して何らかのケアをしている人のほうが、ケアをしていない人に比べて日常的に交流する人や参加コミュニティが多く、社会交流が多いこともわかりました。排尿についての悩みが、生活や人生にも大きく影響しているようです。（N）

❺ 排尿トラブルで困るのは夜中のトイレと不眠

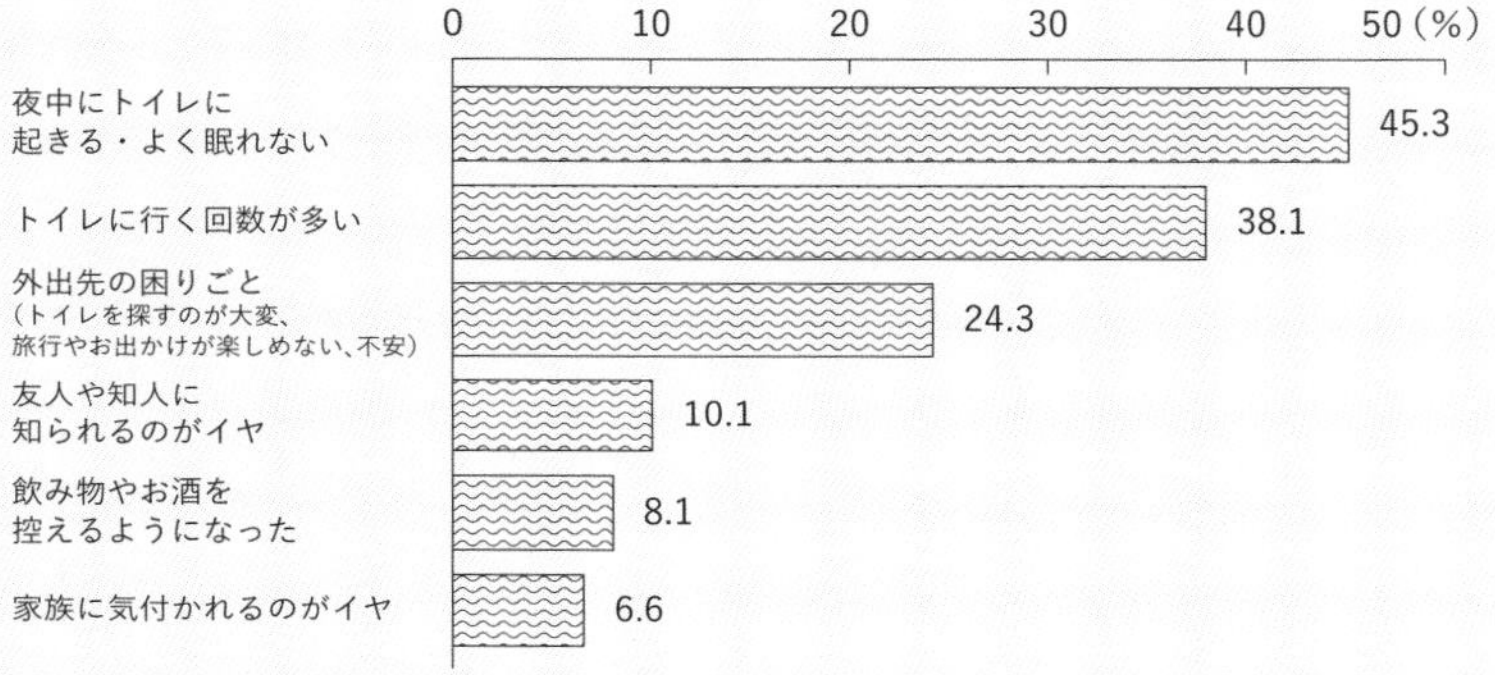

調査時期：2015 年 / 調査対象：50 ～ 70 代の男女、月に 1 回以上の排泄トラブル経験者 1237 人
出所：ユニ・チャーム（健康寿命延伸と排泄トラブルに関する生活者実態調査）

❻ 約3割の人が自分の健康に対する自信を喪失

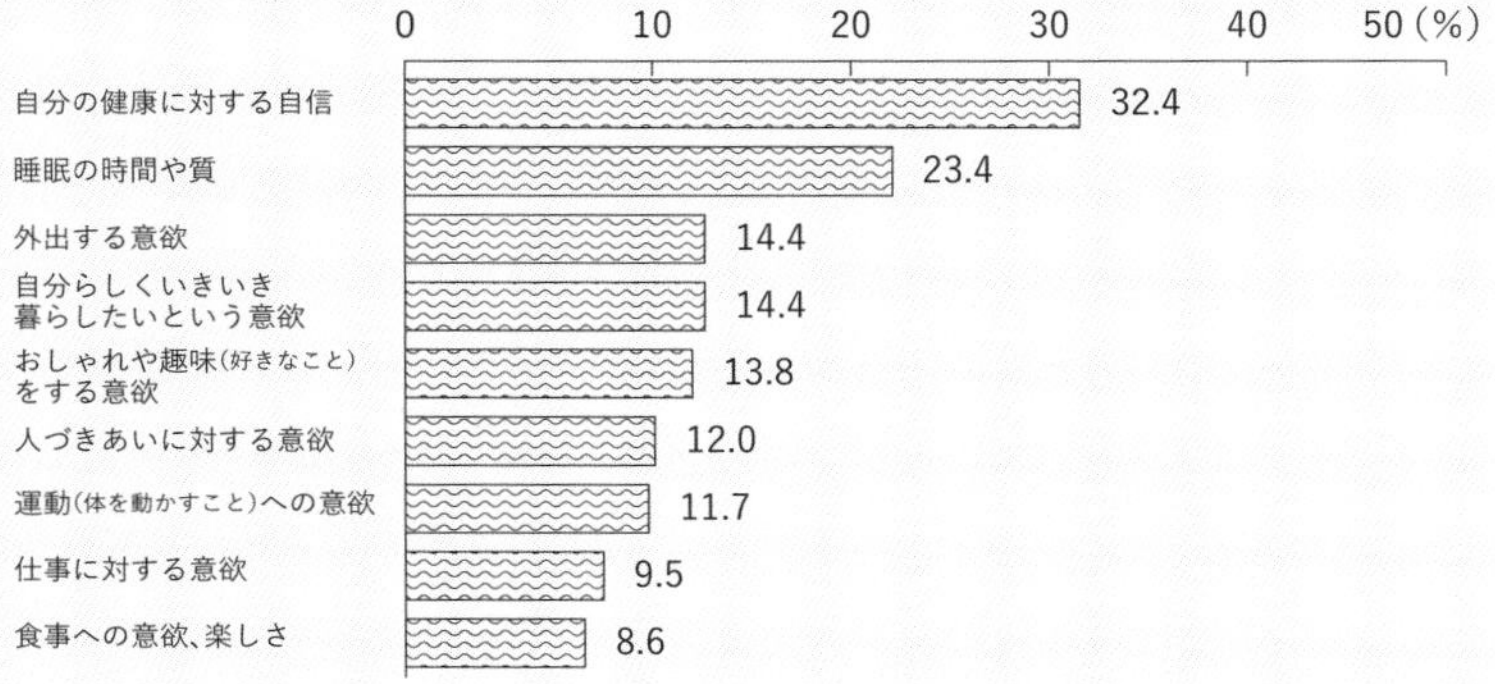

調査時期：2015 年 / 調査対象：50 ～ 70 代の男女、月に 1 回以上の排泄トラブル経験者 1237 人
出所：ユニ・チャーム（健康寿命延伸と排泄トラブルに関する生活者実態調査）

男性も約3人に1人が尿もれ！

男性ならではの〝ちょいもれ〟は約8割も経験

50代以降、男性ホルモンの低下に伴う前立腺肥大などにより、男性も尿もれしやすくなるといわれます。周囲に相談するどころか、なかなか自分でも認められない人が多いといわれる男性の排尿のお悩みは、ある意味深刻です。

50代以上を対象に聞いた調査でも「現在、尿もれがある」と回答した人が約3人に1人（グラフ❼）。年を重ねるごとに少しずつ増加傾向です。

また20〜50代の男性1000人を対象にした別の調査では、「何らかの尿もれ経験がある」人はどの年代も約8割にのぼります。さらにその〝もれ方〟を聞くと、排尿後のしずくで下着などを濡らす経験（しずくモレ）は約8割も。

また股上の浅いズボンやボクサーパンツといった排尿しづらい服や下着が原因と思われる新しいタイプの尿もれ（おしゃれモレ）も登場しています（グラフ❽）。（N）

❼男性の50代以上、約3人に1人が尿もれしている

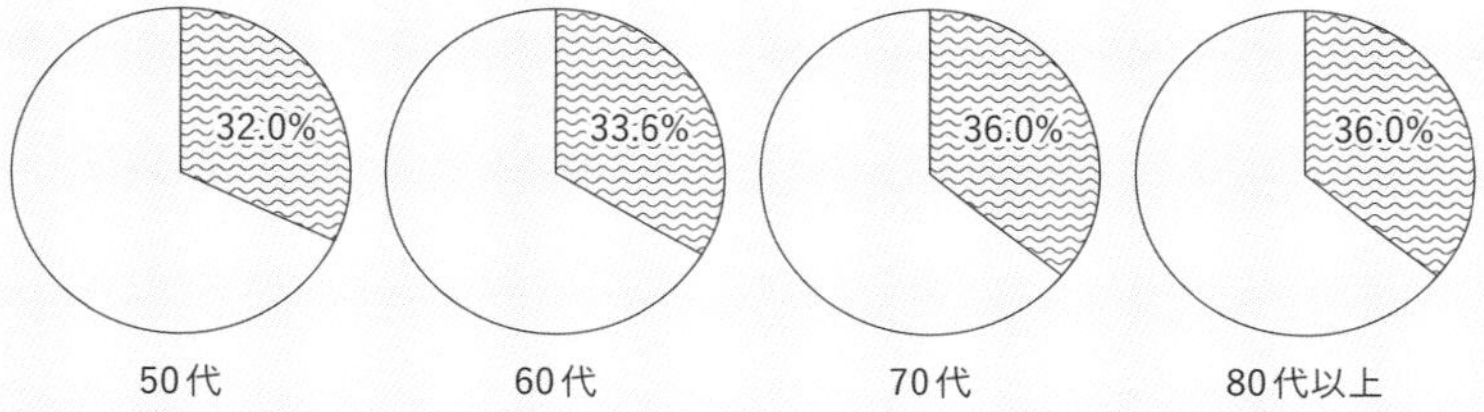

調査時期：2012年 / 調査対象：30～70代の男性631人 / 出所：花王（尿モレに関する調査）

❽排尿後にちょこっともれる「しずくモレ」が8割

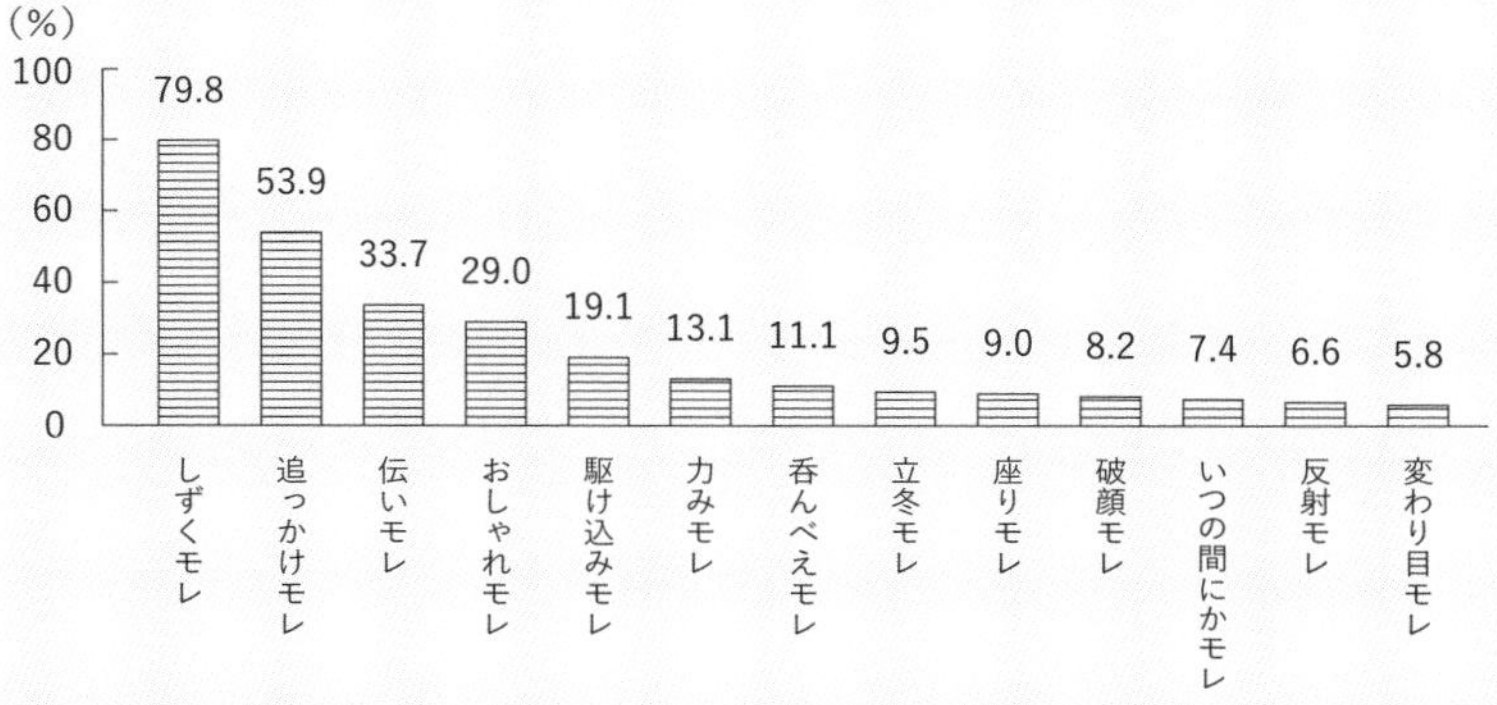

調査時期：2016年 / 調査対象：20～50代の既婚男性1000人
出所：ユニ・チャーム（悩める男の「トイレ事情・ちょいモレ事情」調査）

こんな声もありました（家族関係編）

❾夫は「尿もれ」を誰にも相談できない！

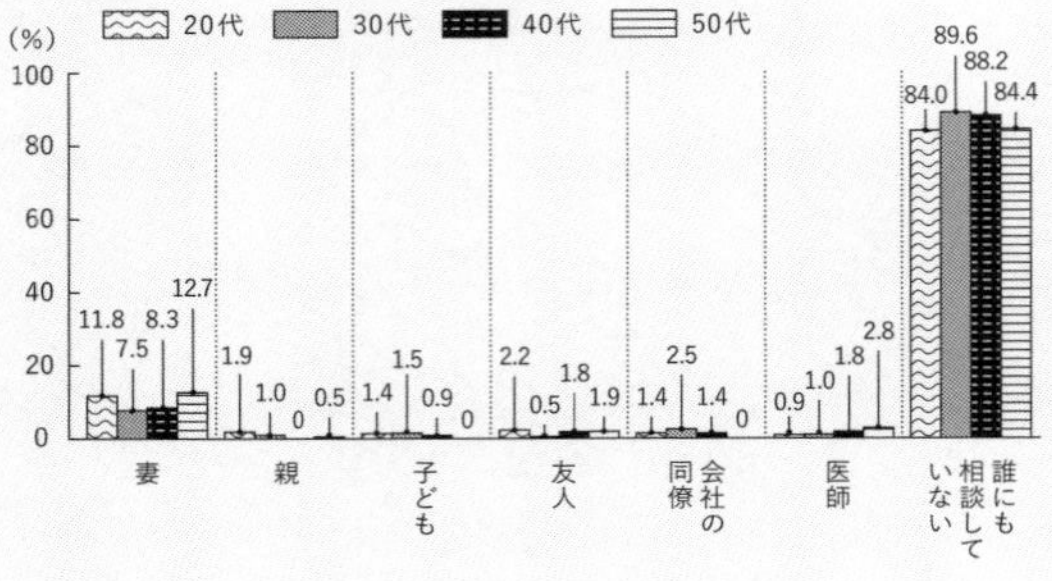

調査時期：2016年／調査対象：20～50代の既婚男性846人
出所：ユニ・チャーム
（「ちょいモレ事情」による夫婦関係について2000人調査）

❿でも妻は「夫の尿もれ」を相談してほしい！

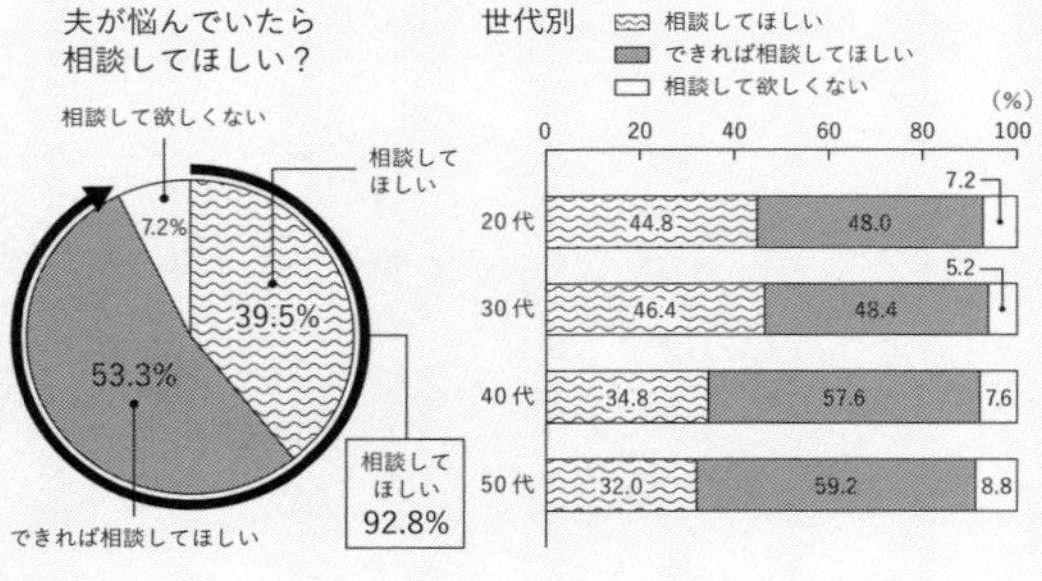

調査時期：2016年／調査対象：20～50代の既婚女性1000人
出所：ユニ・チャーム
（「ちょいモレ事情」による夫婦関係について2000人調査）

⓫ 夫は自分の軽い尿もれに「妻は気づいていない」と思っている…

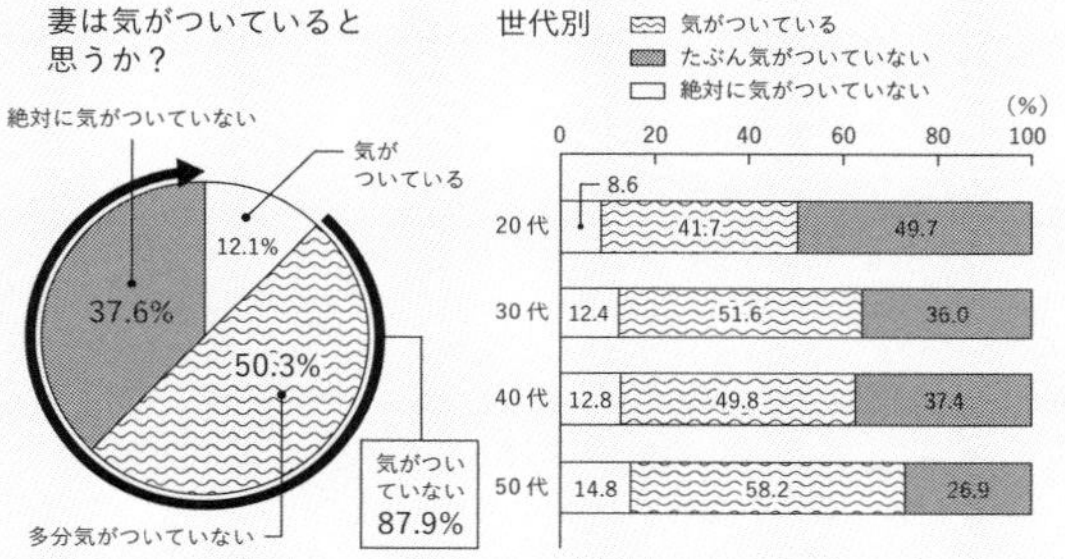

調査時期：2016年／調査対象：20～50代の既婚男性758人
出所：ユニ・チャーム（「ちょいモレ事情」による夫婦関係について2000人調査）

⓬ 実は、妻は夫の尿もれに気づいていた…

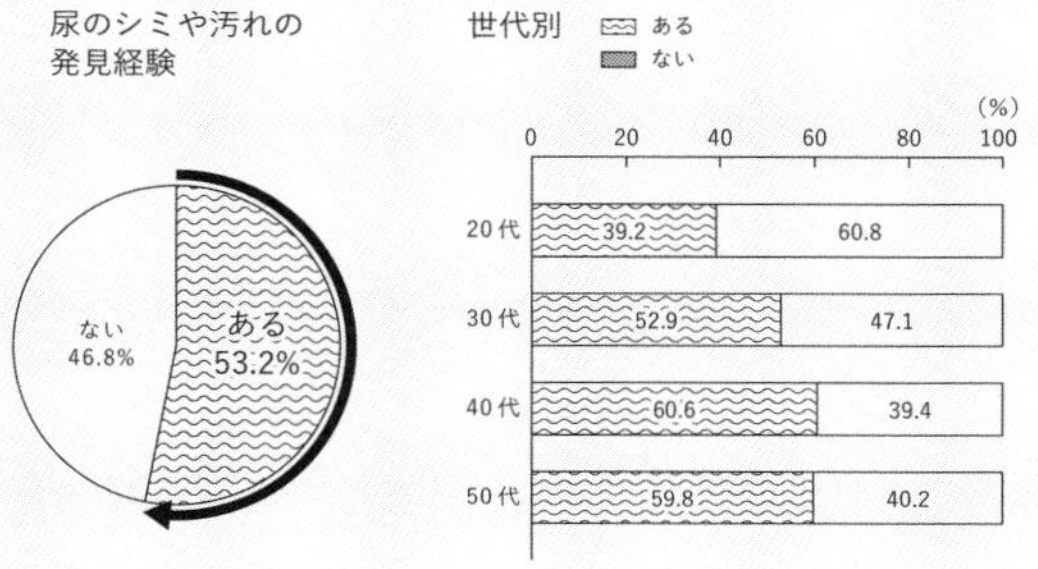

調査時期：2016年／調査対象：20～50代の既婚女性395人
出所：ユニ・チャーム（「ちょいモレ事情」による夫婦関係について2000人調査）

こんな声もありました（おむつ・パッド編）

⑬ケア用品を使わないのは「気にならない」「自分より進行した人のもの」

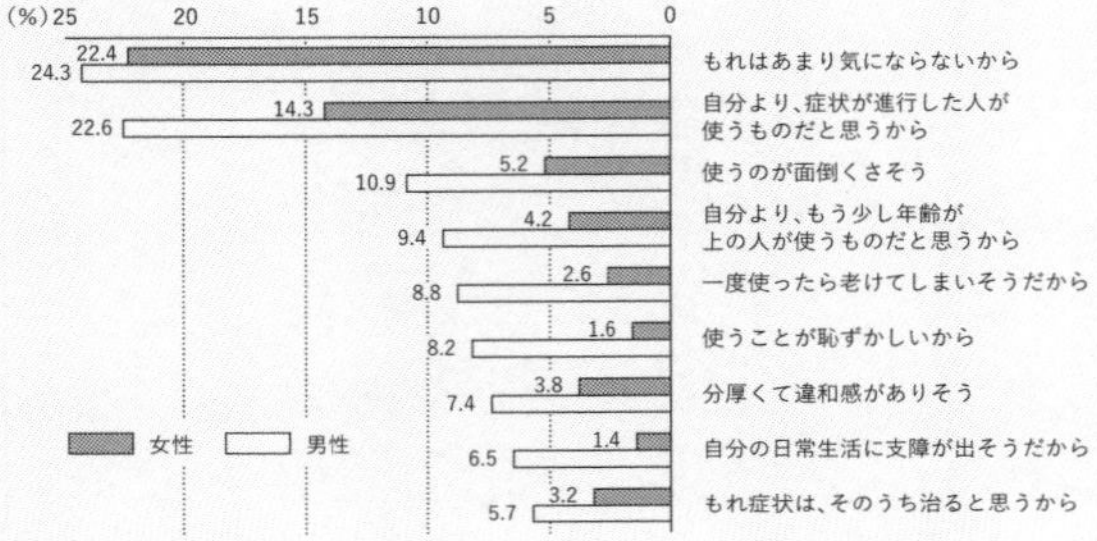

調査時期：2015年／調査対象：50〜70代の男女、月に1回以上の排泄トラブル経験者1237人／出所：ユニ・チャーム（健康寿命延伸と排泄トラブルに関する生活者実態調査）

⑭はじめての尿ケア専用品選びは「吸収量」をチェック

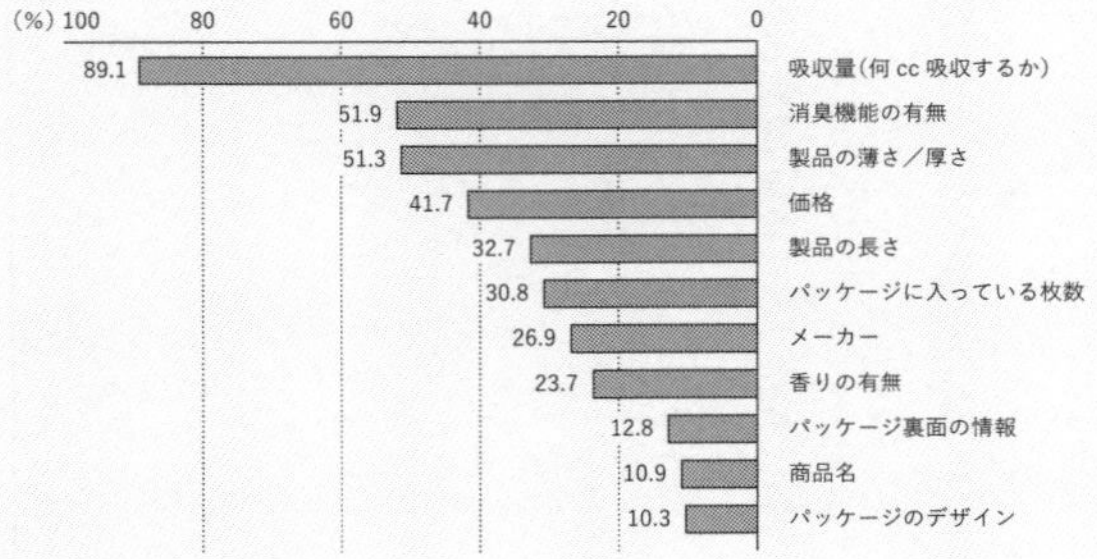

調査時期：2015年／調査対象：男女156人
出所：ユニ・チャーム（排泄ケアの実態調査）

⓯尿ケア専用品をはじめて買ったときは「隠した」

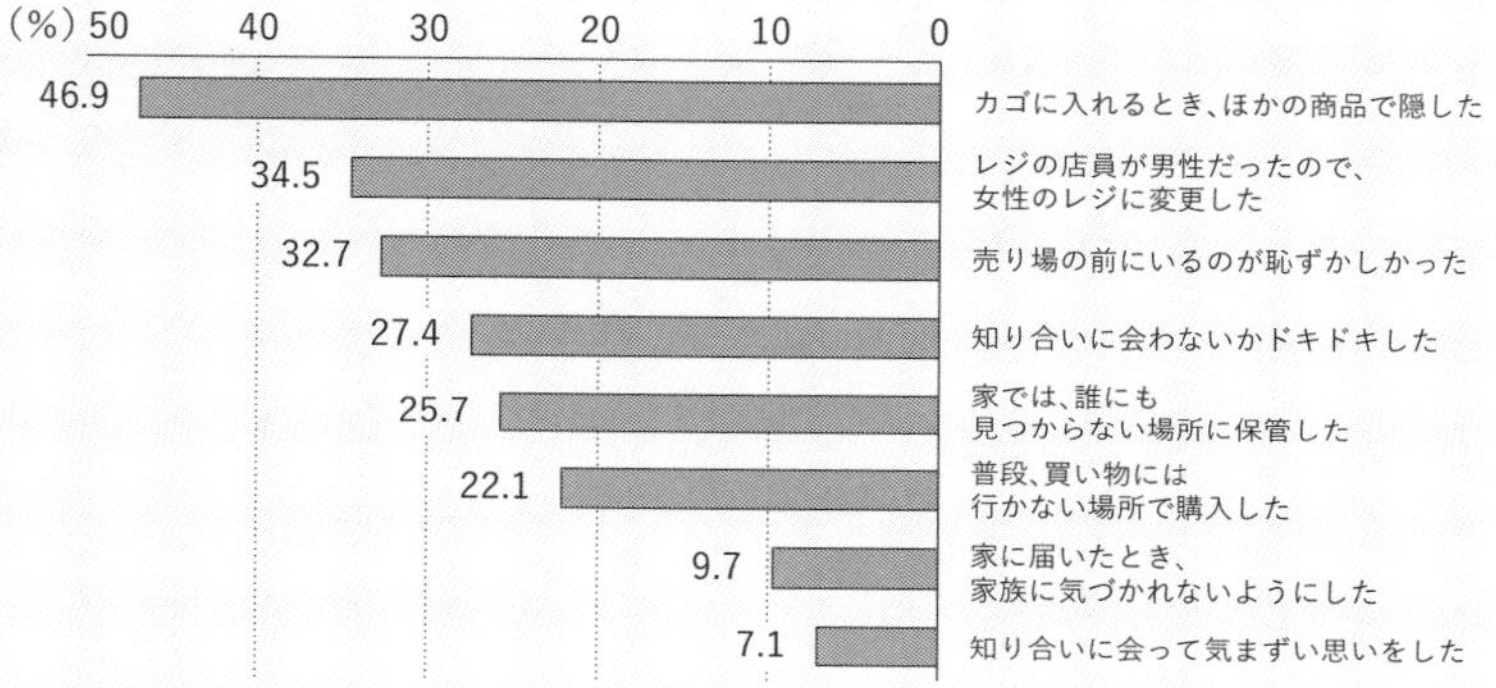

調査時期：2015年 / 調査対象：男女156人
出所：ユニ・チャーム（排泄ケアの実態調査）

⓰はじめてのパンツタイプは「夜寝るとき」から

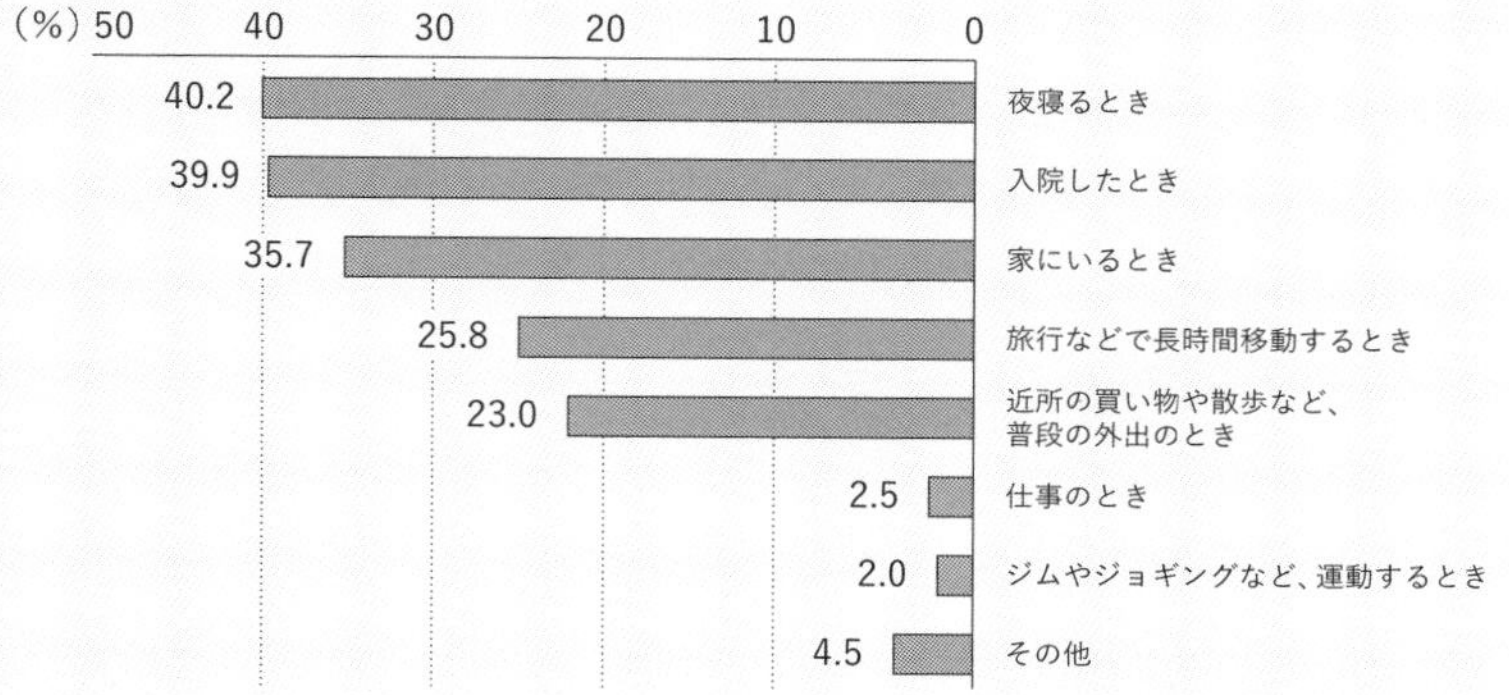

調査時期：2016年 / 調査対象：男女356人
出所：ユニ・チャーム（排泄ケアの実態調査）

Chapter

3

みんなの尿トレ

健康な排尿を続けるための
トレーニング

尿トレ最重要マッスルは骨盤底筋群

鍛える筋肉は〝ここ〟と意識が大切!

男性と女性では排泄器官の構造が異なっていますが、西村かおるさん曰く、男女とも頻尿や尿もれ、腹圧性尿失禁などのセルフケアで鍛える最重要ポイントは、尿道括約筋など「骨盤底筋群」とのこと。

骨盤底筋群はいくつもの筋肉や靭帯、筋膜などで構成されていて、骨盤の底で膀胱や直腸、子宮など内臓を支えています。

とくに女性の場合、尿道が短く、もれやすい構造なので、骨盤底筋の筋力が果たしている役割は大! 腹圧性尿失禁や、骨盤臓器脱(膀胱や子宮、直腸などが膣の中に下がったり、体外に出てしまう病気。頻尿、尿もれのほか、残尿感や尿が出にくくなることも)で、筋力を高める訓練が効果的なセルフケア法とされます。図を見て鍛える筋肉を把握、意識しましょう。(T)

尿道括約筋を動かしてみよう

おしっこを途中で止める（切る）ようなつもりで力を入れたり、おならをがまんするつもりで力を入れると、キュッと締まる骨盤底筋群。尿道括約筋が動く感覚がつかみにくい人は、男性は陰のうの裏側の付け根、女性は膣と肛門の間に指を当てると確かめられます。入浴中、湯船の中で確認を！

男性の骨盤底筋群

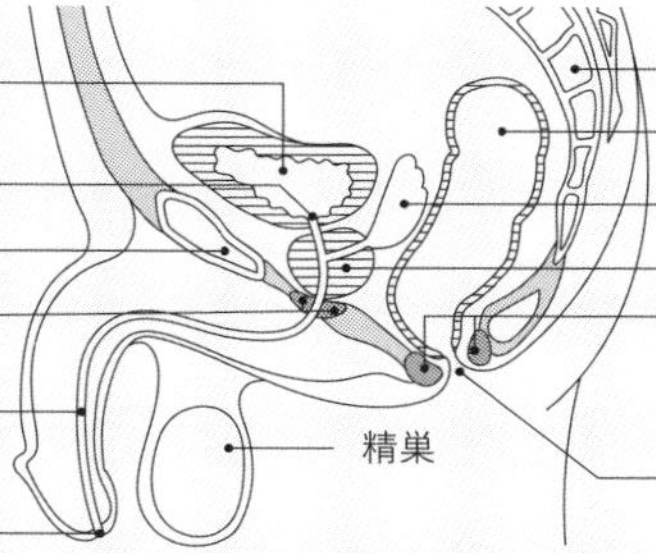

女性の骨盤底筋群

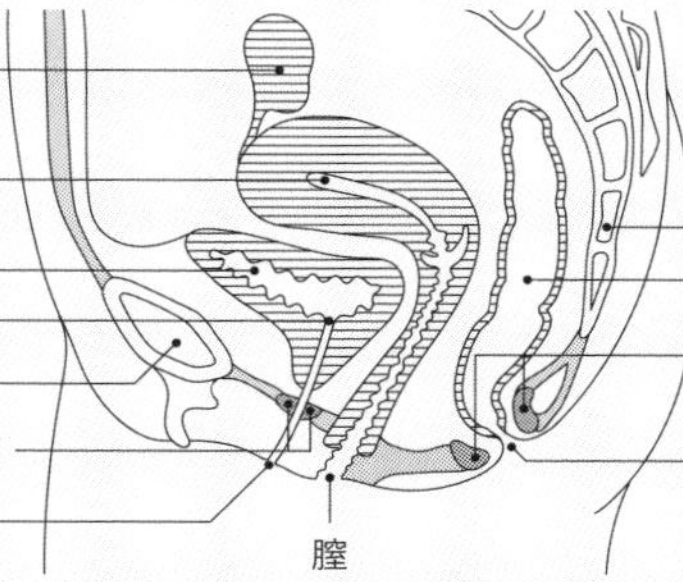

骨盤底筋に力を入れるときは、呼吸は止めず、お腹に力を入れないように気をつけましょう

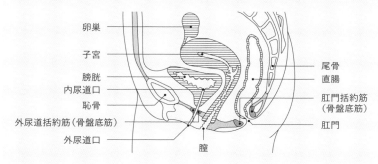

尿がためられなくて起こる失禁や頻尿に「膀胱訓練」

自分の尿意の波を理解し、リズムをつくる

排尿のトラブルを「治療やセルフケアができるもの、あきらめなくていいこと」として啓発し、患者に希望を与えてきた西村かおるさん直伝の膀胱訓練。平たくいえば「計画的におしっこをがまんして、徐々に排尿間隔を延ばし、膀胱にためられる量を増やす」練習をするものです。

膀胱訓練は、膀胱が過敏になっていて、勝手に縮んでしまうために起こる尿もれ（切迫性尿失禁）や、十分な量の尿がためられなくなって起こる頻尿（蓄尿障害）の改善に役立つ訓練です。尿をため、生活上の困りごとを軽減するリズムをつくるための訓練なので、排尿日誌（P65）をつけることから始めます。

排尿日誌で、自分の（現在の）最大膀胱容量を確かめ、排尿回数と排尿間隔を確認して尿トレに入りましょう！　リズムができていく経過を排尿日誌で確かめながら訓練を続け、

モチベーションを保つ一助に。

ちょっとずつでも成果が見られたら、人知れず骨盤底筋を締め、排尿間隔を気にしながら、尿意の強弱と天秤にかけ、リズムをつくった自分を褒めて！ 効果が実感できなくても、排尿間隔があまり延ばせなくても、3カ月は続けていきましょう。

なお、「トイレをがまんすると膀胱炎になってしまう」は誤解とのこと。膀胱炎になりやすくなるのは、水分をとらず、汗もかかずに長い時間（目安として5、6時間）トイレに行かない場合で、普段の生活では3、4時間に1度程度の間隔で排尿するのが理想的なリズムだそうです。

ただし、膀胱訓練は排尿トラブルのあるすべての人に適したトレーニングではないのでご注意を。少しずつ常に尿がもれてしまう溢流性尿失禁や、前立腺肥大の排尿困難による頻尿、ストレスなどが原因の心因性の頻尿（神経性頻尿）には適していません。

人より回数が多いかもしれないと気がかりなら、比較的、ゆっくり過ごせる休みの日などに排尿日誌（P65）をつけてみて、確認しましょう。平日の日中などに仕事や家事、活動の合間、行けるタイミングで用を足していて、回数が多くても、それを気に病むことはないそうです。（T）

まず3カ月がんばる「膀胱訓練」

1

尿意の波を感じ、がまんする

膀胱に尿がある程度たまっても、尿意はがまんできるもの。がまんすると尿意が弱まる〝波〟があることを感じてみましょう。尿意が強いときに行動すると、もれやすいので要注意。トイレに行きたくなったら、骨盤底筋群を締めて、何度か尿意をがまんし、弱まったタイミングで、排尿以外のことを考えながら歩いてトイレに行きます。

2

排尿間隔を引き延ばす

少しずつがまんの時間を引き延ばしましょう。5分間、がまんできるようになったら、次は10分、そして20分と、無理せず、徐々に！

尿意の曲線

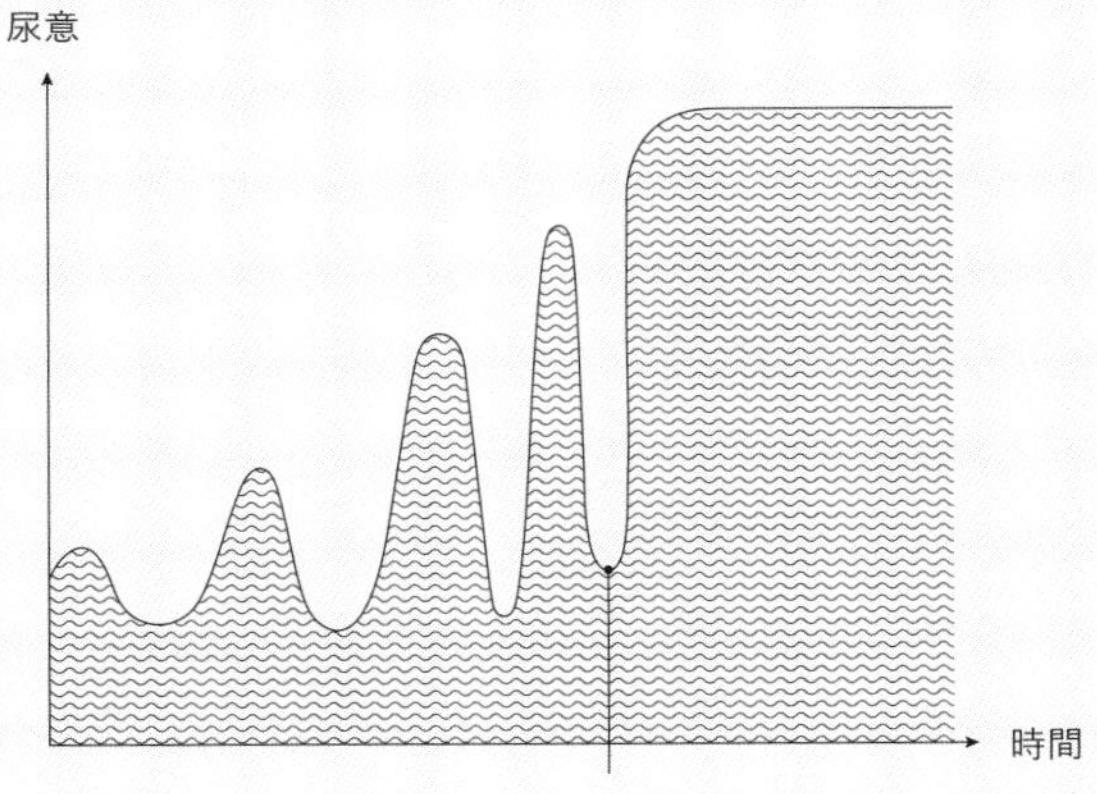

がまんのコツ

骨盤底筋群をキュッと締めておく

尿意がないとき（膀胱が収縮しているとき）も尿道や肛門周囲の括約筋をなるべく締めているように意識しましょう。

尿道口に圧力をかける

尿意を感じたら、姿勢を正して座り、尿道口に圧力をかけ、骨盤底筋群を締めます。

気を紛らわせる

時計ばかり見ず、排尿以外のことを考えます。たとえば「最近、食べた料理を思い返し、今日の昼食（または夕食）に何を食べるか考える」「テレビ・ラジオ番組表を見て、視聴するものを選ぶ」「週末の予定を考える。予定が決まっていたら、移動手段や段取りを考える」「この先、数カ月の記念日の曜日と、バッティングするスケジュールの有無を確認する」「常備している調味料や食材、日用消耗品で買い足す必要がある物品を検討する」「ソラで言える電話番号を思い出せる限り言う」「インターネットでニュースや話題の映画、商品を調べる」など。

呼吸のコントロール

腹式呼吸（P112 ～）で深い呼吸をして、骨盤底筋群以外の筋肉、気分をリラックス。

訓練の心得&コツ

水分摂取を控えない

適切な量の水分摂取（P20,29）を続けて！　一度にゴクゴク飲むより、少量ずつこまめに飲むのがおすすめ。ただし、利尿作用のあるお酒やカフェインを含む飲料は控えましょう。

「用心でトイレ」は控える

訓練中は「万一に備えてトイレに行っておく」「とりあえずトイレに行っておく」という行為はなるべく控えます。ただし、就寝中に尿意をもよおし、目が覚めた場合は、がまんをせずに行きましょう。

骨盤底筋訓練も併せて実施

次のページから紹介する骨盤底筋群と体幹を鍛える訓練を併せて実施して、筋力アップをめざしましょう。

3

3カ月間、リズムづくり！

効果を感じることができなくても、訓練は3カ月続け、リズムをつくっていきましょう。排尿日誌の記録で、いちばん多かった排尿量を「最大膀胱容量」とみなし、それを上回ることを目標に訓練を。最大膀胱容量が200mℓくらいになるまで続けましょう。

骨盤底筋群と体幹《インナーユニット》を同時に鍛える

挫折しない骨盤底筋訓練を！

骨盤底筋に力を入れたり、抜いたりする骨盤底筋訓練は、リラックスをして体のよけいな力を抜き、呼吸を止めたり、お腹に力を入れたりせずに行うのが効果的、とのこと。慣ればいつでも、どこでも、人知れず行える訓練。とはいえ日頃、あまり筋トレなどしていない者には、リラックスをして目に見えない局所だけにしっかり力を入れるというのは、案外、難しいです。

それに動きが地味～。ちゃんとできているか曖昧なので、黙々と一人でやり続けられる気がしません。成果が出る前に、挫折してしまいそう……。

そこで、理学療法士の児島満理奈さんに相談しました。児島さんは訪問リハのかたわら、一般社団法人グッドネイバーズカンパニーのメンバーとして楽しくヘルスケアに取り組める「くちビルディング選手権」（食べる機能低下や社会的フレイル〈虚弱〉を防ぐスポーツイベント）などを開発、全国に広げる活動をしています。

お口（入り口）のプレイフルケア®（＊7）のスペシャリストなら、尿道など出口の楽しいケアも教えてもらえるのではないか、というひらめき！　それを受けて、

「骨盤底筋訓練は訪問リハでもご紹介することが多い訓練です。確かに地味な体操だけに、やる気を持続するのは困難かもしれませんが、少し工夫して続けると、効果が実感できて、やる気が増す人も多いですよ！」

として、少しでも楽しみが増すように、段階的な尿トレ骨盤底筋訓練を紹介してくれました。

骨盤底筋群は体幹《インナーユニット》の一部です。ご紹介するＳＴＥＰ１＆２、そして「しっぽフリフリ体操」は、骨盤底筋群を鍛えるとともに、骨盤底筋群と連なる体幹全体を鍛えるもので、中高年を悩ませる姿勢悪化、ハミ肉予防・改善にもつながります。姿勢が崩れると腹部に脂肪がたまりやすい！　腹部の脂肪が増えると、その重みで骨盤底筋が伸びてしまい、内臓を支える力が弱くなって、膀胱が下がり、尿道が締まらなくなるため、尿もれが起きやすくなります。

体幹全体を動かして、姿勢を整え、脂肪も燃やしましょう。

＊7　プレイフルケア®とは、理学療法士の児島さんが仲間とともに運営している一般社団法人グッドネイバーズカンパニーが提唱・実践する新しいヘルスケアの視点です。児島さんらは、生活者が主体的に、楽しく健康づくりする活動をプロデュース・支援しています。

深い呼吸をマスターして、芯を鍛える

紹介されたSTEP1&2は、呼吸と姿勢を整えて、リラックスすることから始めます。児島さん曰く、「骨盤底筋群を含む体幹のトレーニングは、本当に地味～なんですが、やはり基礎のSTEP1・2はとても大事。

ここでとくに意識してもらいたいのは『がんばらない、力まない』ことです。体幹を〝動かす〟と意識しすぎると、息を止め、力んでしまい、体がこわばってしまう可能性もあります。そこで、STEP1では〝力の入れ方のコツ〟をつかむことを目標にしましょう。この感覚さえつかめてしまえば、座っていても、立っているときも、応用が可能になります。

深い呼吸によって体の外側の筋肉がゆるみ、リラックスしながら、目的の筋肉を鍛えられます！」とのこと。

この体幹とは内臓を支えている深層筋。インナーマッスルと呼ぶとイメージしやすいでしょうか。この4つの筋は、姿勢保持を担う機能的なユニットです。体の深部の筋肉のイメージはもちづらいものかもしれませんが、このユニットの構造をイメージしながら動かすほうが、より力の入れ方が理解しやすいとのことなので、図を見て、筋肉の位置や配置を確認し、自分の体の中にある体幹ユニットを感じてみてください！

体幹（インナーユニット）

インナーユニットは４つの筋で体幹深部を支えています。

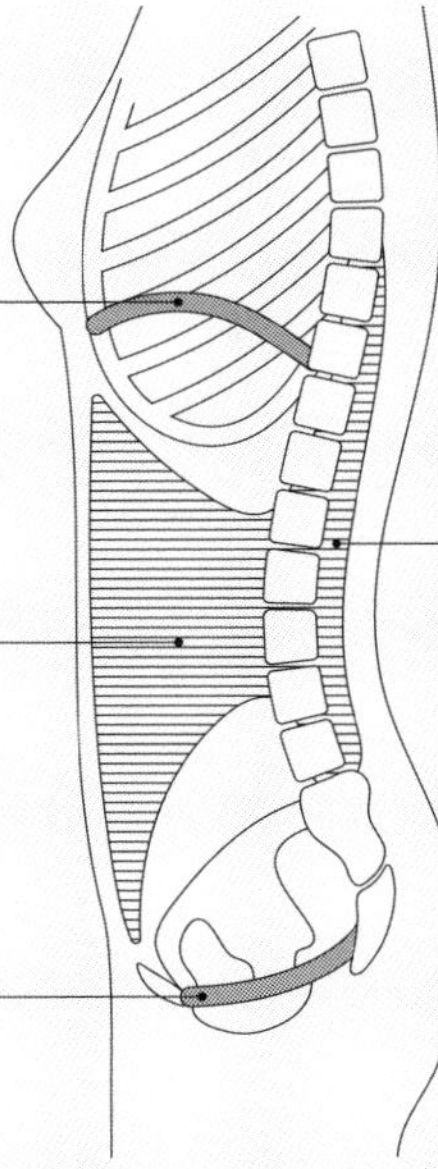
横隔膜
肺の下にあり、ドーム型の屋根のように体幹ユニットの上部を覆い、呼吸と関わります。
腹横筋
腹（消化器系の臓器）をガードするコルセットのような筋。お腹を包むリングをイメージしましょう。
骨盤底筋
骨盤の底で内臓を支えています。（P102）
(腰部)多裂筋
背骨の各分節を結ぶ細かい筋。背骨の安定性を高めています。

加齢による骨盤底筋の衰えが気になる人は、日頃、下腹部を締め付ける衣服(ガードルや腹巻き)をなるべく身につけないようにしましょう。筋肉がなまけ、衰える原因になります。訓練を行うときも、ゆったりした衣類で！

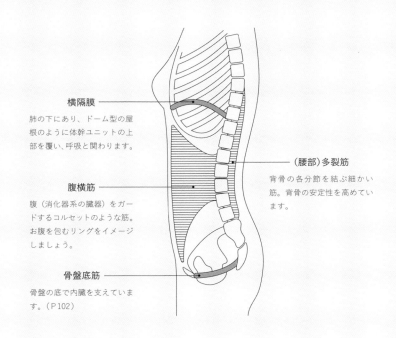

STEP

1

仰向けに寝て、行います。よりリラックスするために、気持ちがほぐれるようなクラシックやヒーリングミュージックをかけて、そのリズムと合わせて行うのもおすすめです。深い呼吸をしているうちにリラックス感が増し、力が抜け、体幹だけに力を入れやすくなります。

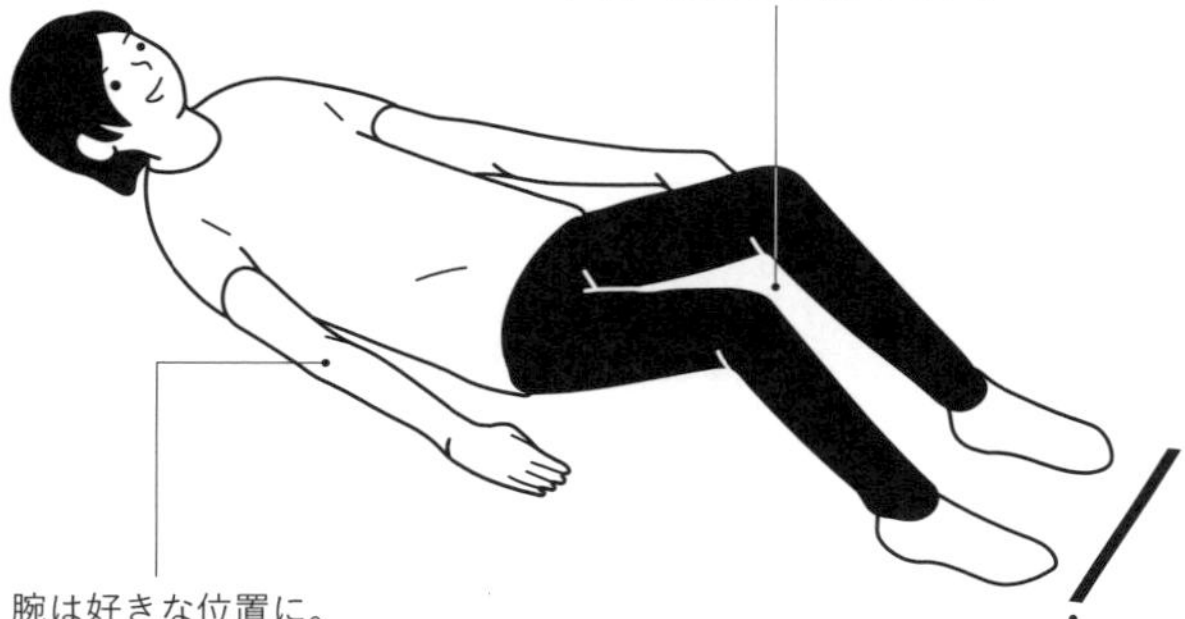
左右の膝は少し離します。
腹式呼吸に慣れていない人は、お腹に手を当てて、呼吸時のお腹の動きを確認しましょう。
肩幅程度、開きます。

1 **仰向けに寝て、膝を立てます。立てた足は、肩幅程度に広げます。ゆっくり呼吸しながら、脱力。**

2 **口を閉じて、一度鼻から息を吐きます。鼻から息を吸い、腹式呼吸を（横隔膜が下がり、お腹がふくらむ）。**

●ポイント　「息を吸う」ではなく、軽く息を吐いてから腹式呼吸をはじめましょう。胸がふくらむ、胸式呼吸にならないように注意を！

3 **口を軽くすぼめて、細く、長く息を吐きながら、後半、腹横筋を引き締め、骨盤底筋群をぐーっと引き上げるイメージで力を入れます。**

●ポイント　腹横筋を引き締めるときはわずかにへそを凹ませます。骨盤底筋群を引き上げるとき、肛門はゆるめたまま、おしっこをがまんするように力を入れましょう。

4 **もう一度、鼻から息を吸って腹式呼吸。このとき、3で入れたお腹まわりの力を一気に抜かず、徐々にゆるめるイメージで抜いていきます。3→4を繰り返しましょう。起床時や就寝前に、5～10分を目安に、自分の筋力に合った時間や回数で行います。リラックスして深い呼吸ができ、体幹が動いているのを実感できるようになったら、次のステップへ!**

●ポイント　心地よく続けられる程度で良いということですが、自分の筋力がわからず、心配な人は、専門家（医師や看護師、理学療法士）に相談を。

STEP 2

イスに腰かけて行います。重力に逆らって姿勢を保つため、体幹への運動負荷は高くなります。タオルを利用することで、正しい姿勢で座りやすく、自分がラクにとれる良い姿勢を把握しやすい。覚えて、普段も折にふれ、良い姿勢を意識すると、見た目の若々しさが増す効果も。

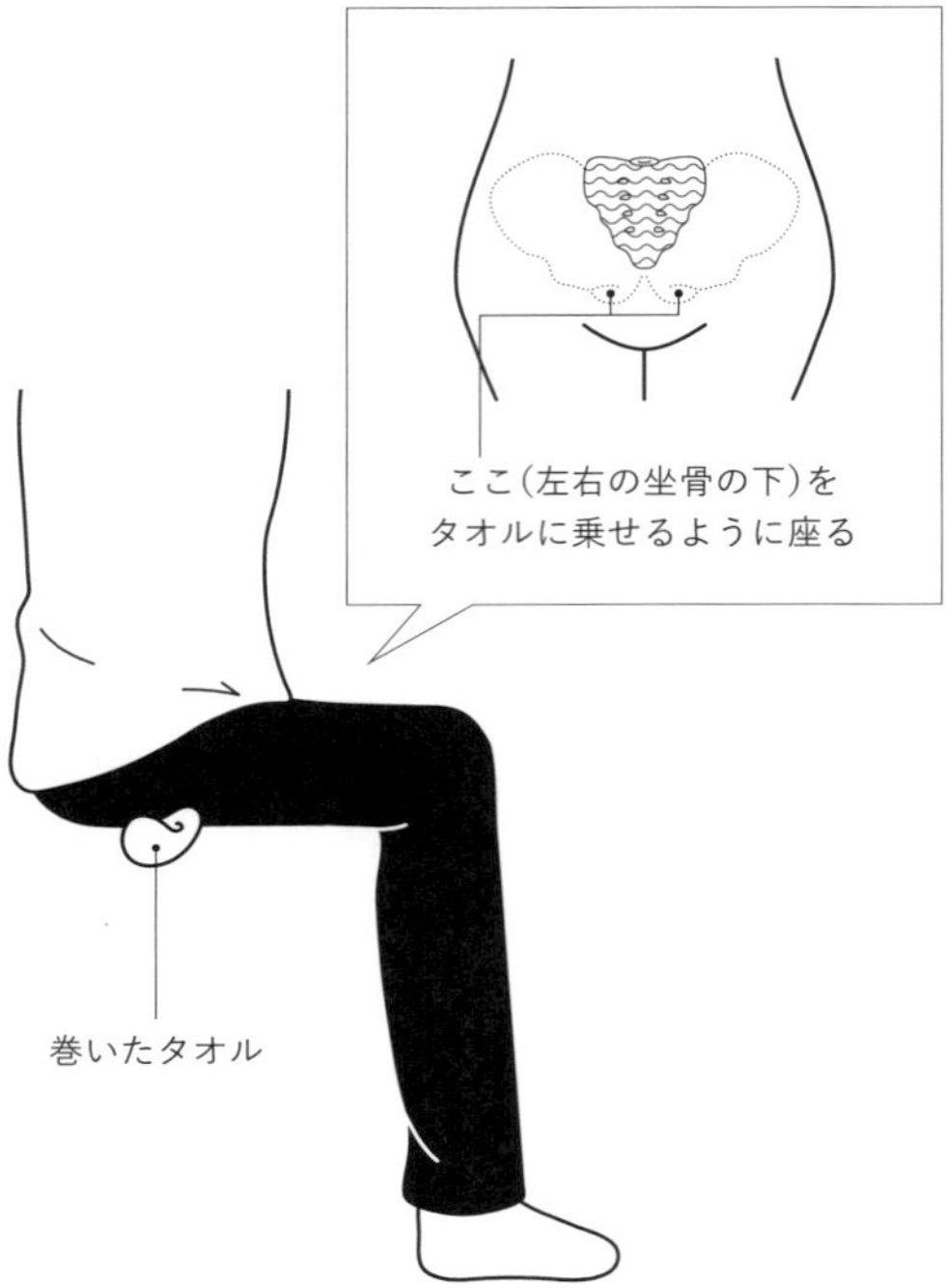

ここ(左右の坐骨の下)を
タオルに乗せるように座る
巻いたタオル

1 **イスは、座ったとき膝がなるべく直角になり、足の裏が地面にしっかり着くものを用意。タオルをくるくる細長い棒状に巻き、座面に置きます。置いたタオルの上に、坐骨を乗せるイメージで座り、上体を正しましょう。**
上体を前後に少し動かしてみて、ラクに座れ、安定する位置を探します。
手は力を抜き、太ももの上に置いておきます。

●**ポイント** 体は無理に反らさず、頭頂から天に垂直にひっぱられているイメージで姿勢を正します。

2

STEP1と同様に、口を閉じて、一度鼻から息を吐きます。
鼻から息を吸い、腹式呼吸を（横隔膜が下がり、お腹がふくらむ）。

●ポイント　ポイントもＳＴＥＰ１と同じ。力まないで、体幹で姿勢を保ちます。

3

口を軽くすぼめて、細く、長く息を吐きながら、後半、腹横筋を引き締め、骨盤底筋群をぐーっと引き上げるイメージで力を入れます。

●ポイント　腹横筋を引き締めるときはわずかにへそを凹ませます。骨盤底筋群を引き上げるとき、肛門はゆるめたまま、おしっこをがまんするように力を入れましょう。

4

もう一度、鼻から息を吸って腹式呼吸。このとき、3で入れたお腹まわりの力を一気に抜かず、徐々にゆるめるイメージで抜いていきます。3→4を繰り返しましょう。5～10分を目安に、自分の筋力に合った時間や回数で行います。

力の入れ方のコツがつかめれば、テレビを見ながら、読書をしながら、通勤時の電車の中でも“ながら尿トレ”できます。

＊力の入れ方のコツがわからない方は、ＳＴＥＰ１に戻って基礎を確認しましょう。

見かけより難しい分、効果アリのしっぽフリフリ体操

ＳＴＥＰ１＆２のおかげで骨盤底筋訓練が日常生活の一部になり、ひと休みするときなどに体幹を鍛えることを意識、姿勢を正します。

改めて客観視すると、姿勢が崩れている姿は実年齢よりかなり老けて見えやすいし、お腹に脂肪がたまりやすいというのもよろしくない。とはいえ、やはりこの運動の地味さは否めません。気分転換も兼ねて、もうちょっと楽しく骨盤底筋群を含む体幹を鍛える方法はないでしょうか？　そんな無茶振りで生まれたのがこちらの体操です。

児島さん曰く、体幹だけでなく、体の外側の筋肉も使う運動になるけれど、動きが入る分、楽しくやれるのでは⁉　とのこと。そして確かに、ちょっとおバカっぽいフリフリが楽しくて、どうせならブンブンしたくて、無心に、これまでになくギュッと骨盤底筋群を締めてハッスル。

応用編として、１本のタオルの端と端をパートナーとそれぞれ挟み、お尻綱引きするのも楽しい尿トレになる、とのこと！

しっぽフリフリ体操

①タオル（手ぬぐい）の端を肛門のなるべく下側（膣側）で挟みます。

②お尻を左右に回転させ、タオルをフリフリします（しっぽを振るイメージ）。タオルを落とさないように、好きなリズムでフリフリ！

③しっぽフリフリができてきたら、次はテールウォーク。タオルを落とさないように2メーターほど前進、そーっとUターンして、戻ります。

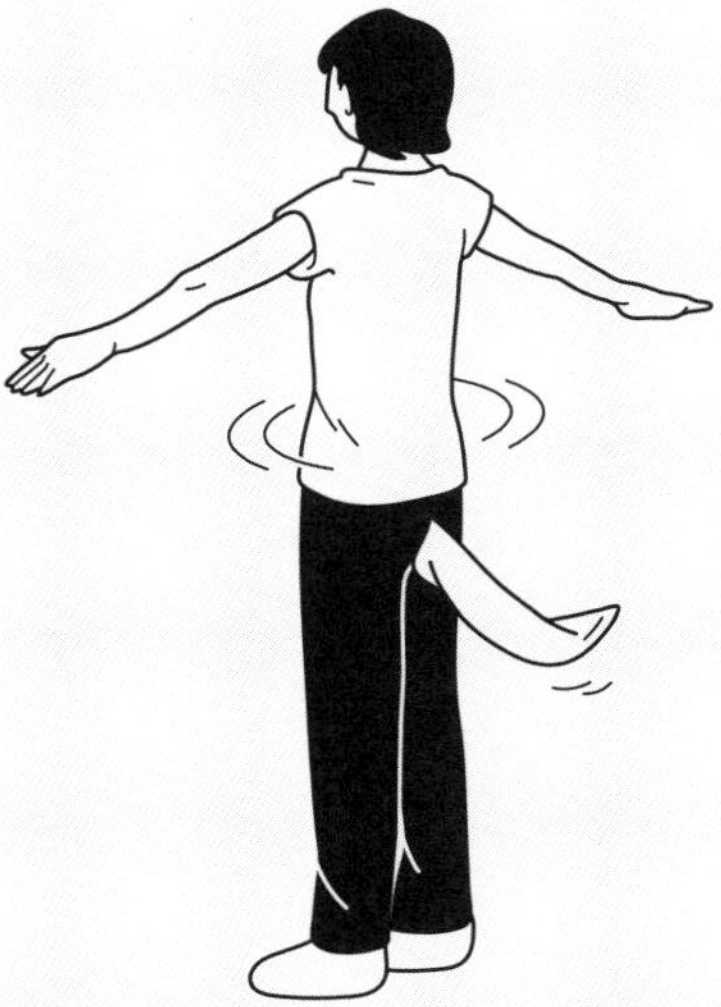

意外な尿トレポイント「舌」に注目！

尿トレの一環で、骨盤底筋群を含む体幹ユニット以外に鍛えると良い筋肉はありませんか？　児島さんに尋ねてみたところ、思いもよらぬ筋肉があげられました。それは「舌」。現代では舌の位置が下がって、口が開き、口呼吸をしている人が増えているとのこと。しかし、骨盤底筋群を含む体幹を鍛え、衰えを防ぐには、普段からなるべく鼻呼吸を習慣にしたく、そのためには舌がいつも本来あるべき正しい位置にあるよう、鍛えておきたいという話です。

舌があるべき位置とは、舌表面が口の上側にぴったりくっつき、顎《あご》が固定されている状態。舌先は上の前歯の根元で、歯に触れない位置にあることになります。

ところが、普段から舌が口の上側から離れ、舌先が下の前歯辺りに落ちている、「低舌位」の人が多いというのです。

「一人の人の入り口（舌などの嚥下筋）と出口（骨盤底筋群）の衰えは無関係ではありません。加齢で起こる筋力低下は、どこかだけ極端に衰えるとは考えにくい。ぜひ舌もストレッチして、鍛えましょう。舌の衰えは全身の筋力低下にもつながることがわかっています」と児島さんは話します。（T）

舌があるべき位置

とくに口呼吸をしている人には「低舌位」が多く見られるとのこと。筋肉の衰えで舌が下がるほか、高齢者などは舌が痩せ、薄くなってしまうことも多く、食事にも支障をきたし、著しい健康被害につながることもあるそうです。

舌を鍛えるには、次のことをやってみましょう。

舌の運動

① 口呼吸をやめ、鼻呼吸を習慣に！

② おしゃべり、会食の機会を減らさないようにしましょう（＊8)。

③ 歯磨きの後など、舌を思いきり前に出し（あかんべー)、上下左右に動かす運動を！

④ 口の中で舌を回転させ、口の内側や頬の内側をまんべんなくなめましょう。

⑤ 図を見て舌を正しい位置に戻してみましょう。舌の表面を口の上側につけられますか？

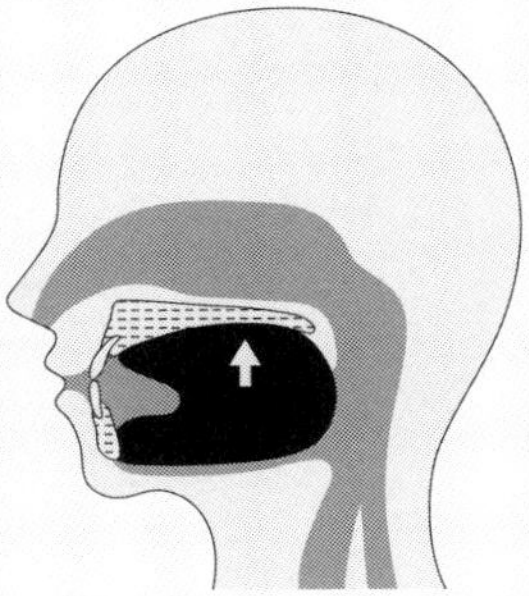

舌の筋トレ

① 舌の筋肉に力を込め、上顎にぐいぐい押しつけましょう（5～10秒)。

② ①を日に5回程度、繰り返しましょう。

＊8　家族以外の人との交流（社会的なつながり）は、「お口」のみならず全身の衰えを防ぎます。

頭の隅に置いておきたい「老嚥《ろうえん》予防」

尿トレで「舌を鍛える」がマストなわけ！

理学療法士の児島満理奈さんから「舌の筋力アップ」について聞き、なるほど尿トレの一環として大事！　と膝を打ったのには、別にも理由があります。

それは以前、横浜市立大学付属市民総合医療センターリハビリテーション科の医師・若林秀隆先生の講演で「老嚥《ろうえん》は40歳頃から始まる」と聞いた記憶が鮮明に蘇ったため。「老嚥」という言葉の響きがショッキングで、思わず耳をふさぎたくなりますが、排尿トラブルとも無関係ではないので、この機に知っておきましょう。

老嚥とは、加齢による嚥下機能低下のこと。嚥下障害ではないので、普通の食事が食べられているものの、サルコペニア（加齢や栄養不良、活動の低下などによる骨格筋や体幹の筋肉量・筋力低下）のために舌などの嚥下筋が衰え、飲食をする際にむせやすく、飲み込みが悪く、口腔内や喉に食べ物が残りやすい状態ということでした。

若林先生曰く、歯や義歯など口の問題も同時に起きていることが多い、とのこと。そのような状態になると、食べにくい物を避け、食べやすい物を選んで食べるようになりがちでしょう。食べにくい物の代表は「生野菜」など硬く、繊維がある食べ物などでしょうか。口の筋肉や歯が丈夫でないと食べづらいので、避けたくなりますが、すると便秘の問題が起こり、排尿のトラブルにもつながりかねません。

排尿トラブルのセルフケアについての取材時、西村かおるさんは重要事項のひとつとして「便秘の解消」をあげ、便秘になると、停滞した便が膀胱や骨盤底筋群を圧迫し、尿意切迫や尿もれが起きやすくなるメカニズムを話してくれたほか、排尿トラブルと排便トラブルを併発している人が多いこと、排便のトラブルのほとんどの原因は食事にあることを教えてくれました。

便秘予防の食事については別に述べますが（P128）、食べられる口でないと、どんな理想的な食事も食べられないわけですから、40歳から起こるという「老嚥」を防ぐ舌のトレーニングや口腔ケアが、排便や排尿のトラブルの一環としても大事だと腑に落ちます。

若林先生に教わった「舌の筋トレ」を121ページ下段で紹介しています。（T）

男性の〝キレが悪い〟問題に挑む尿トレ&ケア

さらば！　ズボンや下着へのちょいもれ

本書の書き手二人は女性ですが、担当編集者は男性（K　P107）です。三人揃ってザ・中高年ズ。本書の取材準備では日頃の悩みや疑問を赤裸々に語り合いました。そんな中、男性のいちばんの悩みとしてあがったのが「おしっこのキレが悪い」「終わった後のちょいもれ」。そういえば、男性用の尿とりパッドの取材時にも、ちょいもれを隠すために、手を洗い、水しぶきをズボンに飛ばしてカムフラージュしながらトイレから出てくる男性が少なくない、とも聞きました。

専門的には「排尿後尿滴下」という症状で、その対策を西村かおるさんに教わったので次ページで紹介します。なお排尿後尿滴下は、おしっこをし終わった後、尿道に残っていた尿がもれ、下着やズボンを濡らしてしまう状態です。陰のうの裏側にある薄い筋肉も関わっているので、骨盤底筋訓練（P110）で鍛えることも予防に！（T）

排尿後尿滴下

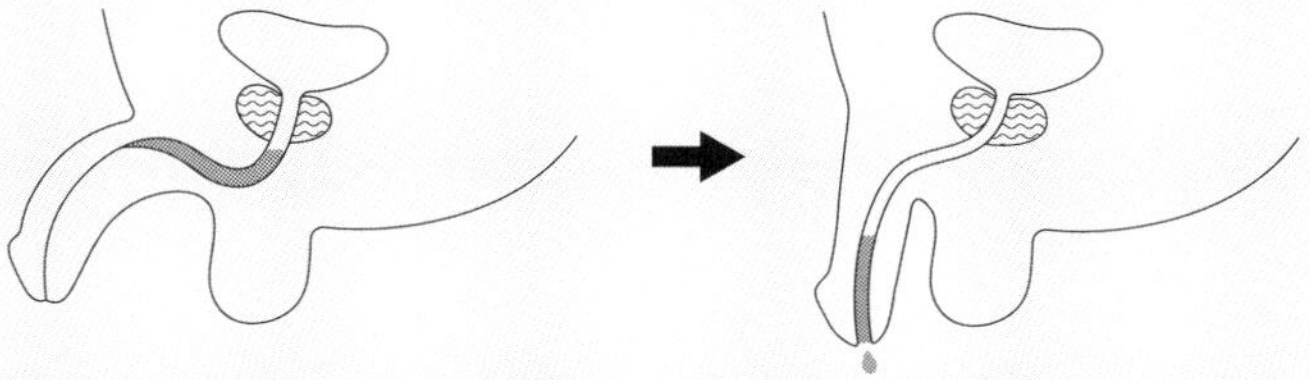

おしっこが出きらず、尿道内に残ります。
下着をつけると、残ったおしっこがもれます。

男の悩み対処法

①排尿後のしぼり出し
排尿後、陰のうの裏側から陰茎の先端まで指でこすり、３回ぐらい指で押し出し、残った尿をしぼりきりましょう。

②排尿しやすい体勢と服装
ジッパーの位置が低く、前立て（社会の窓）が深い衣類を選ぶと、楽に排尿でき、排尿後尿滴下を防げます。

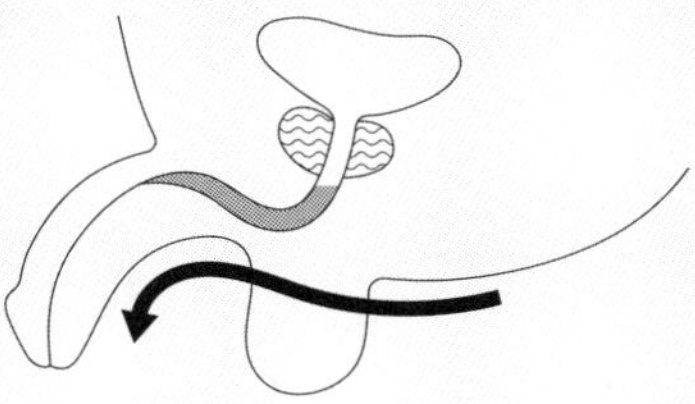

「生活必需筋」を衰えさせない生活術

合言葉は「セーブマッスル！　クイック、クイック!!」

取材の過程で、何度も耳にした言葉が「サルコペニア」。高齢者の健康を脅かす「筋肉量・筋力低下」として話題になることが増えてきた症状ですが、尿トレに挑む中高年も無関係ではないようです。東葛クリニック病院副院長（医師）で、社会起業家でもある秋山和宏先生はサルコペニアを「人生１００年時代のみんなの難問」と訴えます。

とくに下半身の筋肉は20代から右肩下がりで衰え、中年以降は生活上のトラブルを招く原因のひとつになっていきます。トイレまで「歩ける」。場合により「速足で歩ける」下半身を維持するには、今が肝腎。秋山先生曰く、現役世代は特別な運動をする時間がとれない人が多いので、普段なるべく筋肉を動かすことを意識し、きびきび動くだけでも筋肉維持に役立つ、とのこと。予防法として「階段一段飛ばし」を推奨しています。心の中で合言葉を唱え、なるべく軽快に、腿を高く上げ、一段飛ばしで上りましょう！（T）

階段一段飛ばし

筋力アップのポイントは、かかとから着地すること！

サルコペニアは可逆性（適切な運動と栄養ケアで回復する可能性）がある状態なので、"セーブマッスル"を続け、途切れさせないことが大切！

ただし、膝や腰などに何かトラブルがある人は、主治医やリハビリ担当の医療者に相談して無理をしないでください、とのこと。

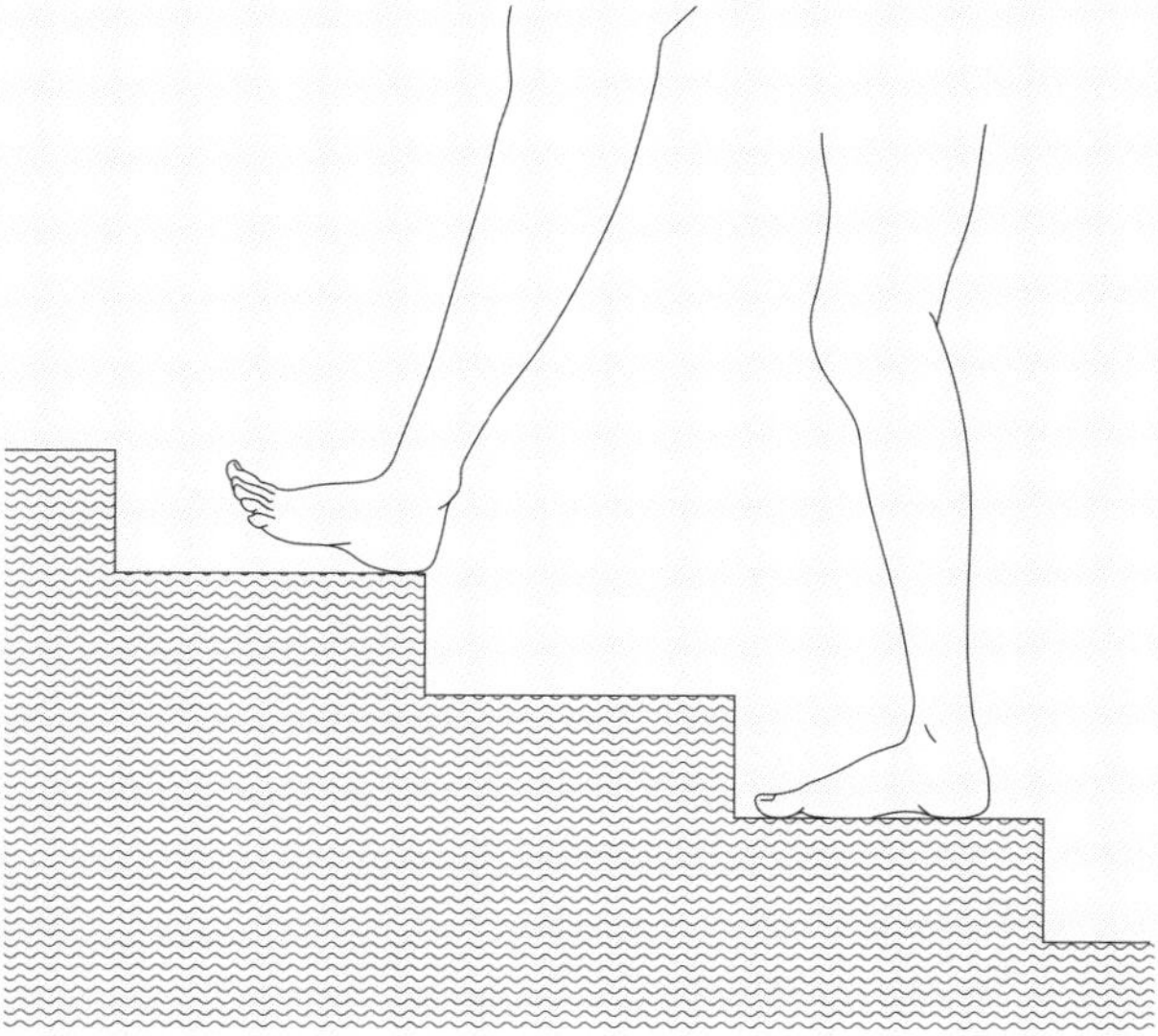

尿トレ効果を高める食事術

腎臓を労わり、便秘を予防する食べ方

休みなくはたらき続けている腎臓に負担をかけない食べ方、排尿トラブルにつながる便秘を予防する食べ方について、西村かおるさんは「偏らないことが大切です。いろいろなものを過不足なく食べ、適切な水分量をとることが、体に負担のない食べ方になります」と話します。

「健康効果のある食事」として情報を得ようとすると、単一栄養素や食品がクローズアップされているのを多く見かけますし、「高齢者こそ肉を食べよ！」などという表現にも出くわしますが、そのように偏ることこそ、泌尿器はじめ臓器の負担になり、ひいては健康を害す原因になるということです。持病で主治医から制限が出ていない限り、少しずつ、多種類を食べましょう。

また、とくに便秘予防でとりたい食品として以下をあげました。

・1日の水分摂取量の目安は、体重1g×0・02㎖／日。
体重が60kgの人の場合、1日約1200㎖。
ただし、持病がある人は主治医の指示に従ってください、とのこと。
・便をやわらかくする水溶性食物繊維（海藻類や果物）などと、便の量を増やし、形づくる不溶性食物繊維（豆・芋類や根菜類、雑穀類）。
・腸内の善玉菌を増やす発酵食品（ヨーグルトや納豆）。
・腸の動きを高めるガーリック、オリーブオイル、タマネギ、サツマイモなど。
・便を出しやすくする油類。

自分に必要な栄養素がどれくらいかは、体格や活動の様子、持病の経過などによっても変わり、個人差が大きいので、食べることで悩みがあるときは管理栄養士の「栄養相談」を利用しましょう。最近は、街のドラッグストアに管理栄養士が常駐していることも増えてきました。買い物ついでに専門家からアドバイスをもらえるのはお得です。

何か持病がある人は、主治医に管理栄養士を紹介してもらうとよく、病院によっては「栄養相談室」といった窓口があることも。

139ページのはみ出し情報も参考にしてください。（T）

冷えとり生活にチェンジ！

体の芯の冷えは万病のモト

この原稿を書いている今は、連日、テレビ画面に「熱中症警戒」のテロップが映し出されている猛暑です。人と会えば、日本の夏はどうなってしまったの？　と話します。うだる暑さの日中はノラ猫も隠れ、蚊さえ姿を見せません。

ところが尿トレライフでは排尿トラブルを感じる人が増える冬場だけでなく、猛暑の夏も、冷えに用心が必要と西村かおるさんにうかがいました。

確かに、少しでも涼を求めて、冷たい飲み物、食べ物、エアコンで冷えた部屋でじーっ。気がつくと、露出している部分の肌がひんやり冷たくなっています。連日、そんなふうにしていたら、なんとなく調子がイマイチで、熱中症も怖いけど、冷え性も体調を崩す原因になりそう、と実感があります。

「体を冷やすと、芯に冷えがたまり、血行や筋肉の動きが悪くなることで、全身にさまざまな影響を及ぼします。排尿のトラブルがある人は、生活上の困りごとを感じることが増えてしまうので、とくに通年、体を冷やしすぎないようにしましょう。

ひと昔前と気候が違って、調整に戸惑う日もありますが、暑い・寒いといった身体感覚や、自分の体の声によく耳を傾けて、コンディションを維持する対処をしてください」と西村さん。

ついつい涼を求める夏場。冷房のきいた室内や、電車の中では1枚はおる。冷たい飲み物や、食べ物ばかり口にせず、喉をうるおすときには常温や、温かい飲み物をとるなど、日々のちょっとした対処で、冷えすぎない用心をすることが大切だと話します。そして就寝時、腹部や手足の先などを冷やしすぎないように室内温・湿度の調整を。最適な睡眠環境については144ページで紹介します。

そういえば他の取材でも、内臓や脂肪の冷えが蓄積すると、全身の代謝や免疫力に影響すると医師から聞いたことがあります。脂肪は、いったん冷えると再び温まりにくい性質があり、季節が変わってもその冷えが体調に悪影響を及ぼしかねないとも。つまり、冷え予防の視点でも、体脂肪を増やしすぎず、筋肉を減らさないことが大切だと言えそうです。

体が冷えたら温罨法《おんあんぽう》

体に冷えがたまらないよう気をつけて暮らしていても、職場や電車の中など調整しづらい場所の冷房が強いこともあります。

また、暖房を使っていても台所の足元は寒いなど、簡単には環境を変えられない場所で、寒い中、仕事をせざるをえないこともあるでしょう。

体に冷えがたまったと思ったら、ゆっくりお風呂に入って温まるのもいいですが、温めたタオルを使って、手軽にできる温罨法を覚えておくと重宝。便秘の予防・改善にもなるケア法です。

タオルを外した後も、温かさがしばらく持続して、心身のリラックスもできます。温罨法をしながら、または温罨法後に、仰向けに寝て行う骨盤底筋訓練をするのも、いいタイミング!

体調不良で極端に衰弱しているとき、皮膚が弱い人、排泄のトラブル以外の持病のある人、血圧の変動が激しい人、意識・感覚障害がある人などはやめておきましょう(主治医に相談を)。(T)

温罨法のやり方

用意するもの

・２つ折り、または４つ折りなどにして図のようにお腹（腰）に当てられるサイズのタオル　２枚

・２つ折り、または４つ折りなどにしたタオルが入るビニール袋　１枚

60℃程度の湯にタオル１枚をつけ、絞ります（またはタオル１枚を水で濡らして、ゆるく絞った後、電子レンジで温めます）。

熱いから効果が高いというわけではないので、火傷しないように、触って気持ちがいい温度に冷まし、２つ折り、または４つ折りにしてビニール袋に入れます。

①タオルを入れたビニール袋を、もう１枚のタオルでくるみます。

②図の陰の部分に①を当てます。お腹にかぶせても、腰の下に敷いても、どちらでもＯＫ！　10～30分程度を目安に当て、外しましょう。

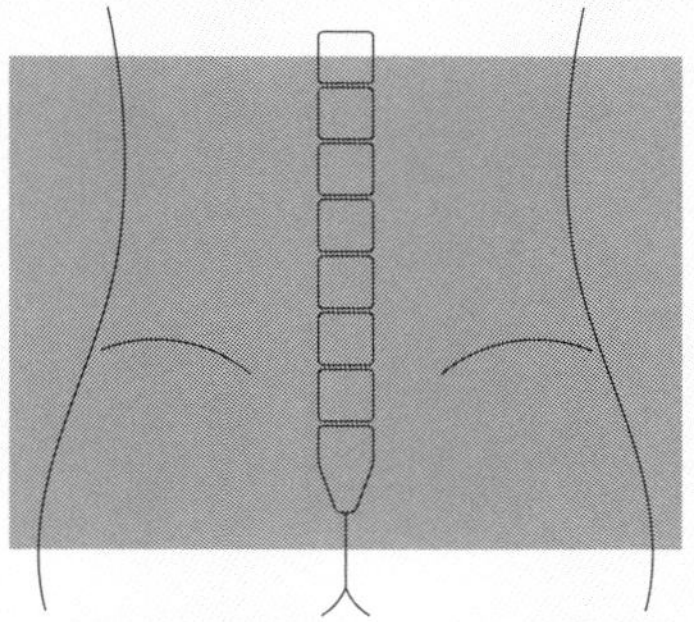

尿トレとして欠かせない減量・減塩

これぞ中高年、最大の悩み!?

先にも紹介した通り肥満していると、腹部の脂肪の重みが骨盤底筋群にダメージを及ぼすため、排尿トラブルを引き起こす直接的な要因になることがあります。

また、塩分のとりすぎは腎臓の病気や障害を招くことがあり、やはり排尿トラブルと密接な関係があります。

さらに、高血圧や動脈硬化、糖尿病など生活習慣病の前兆や症状のひとつとして排尿のトラブルが起こることも考えると、尿トレライフでは、減量（＊9）と減塩（＊10）を無視することはできません。

とはいえ減量・減塩！　言うのも、書くのも簡単。しかし、実行するのは簡単ではありません。

簡単ではないので、本来なら減量&減塩に取り組むための〝あの手、この手〟を紹介する

＊9　身長に見合った体重かどうか判定する指標はBMI（Body Mass Index）。自分のBMIを出す計算式は「体重（kg）÷身長²（m）」。出た数字が18.5～24.9であれば「ふつう」。以上であれば「肥満」です。

のが親切ですが、本書ではその実用情報にページを割けないので、思うところを述べ、ハウツーは数多ある実用書に委ねることをご容赦いただきたく、お願いします。

約30年、美容と健康関連の実用書編集をしていて思うのは、ダイエットは継続が難しく、みんな簡単には痩せられないからこそ、次々「ダイエット本」が出版されるということ。減塩レシピ本もしかり、です。

カロリーをとりすぎない。野菜を先に食べる。薄味に慣れる、など。どうしたら減量&減塩できるか専門家並みに知っている人も多く、ネットを検索すれば山と専門家発信の情報と出会える今日。それでも減量&減塩が難しいのはなぜでしょうか。

私など、何度「減量&減塩」について取材し、本を作ったことか。それでもついているこのハミ肉は何なのでしょう?!

PPK《ピンピンコロリ》を願うと、今、崖っぷち!

恥ずかしながらそれは10年、20年、30年後の自分をイメージすることなく、なんとなく年を重ね、食べてきた結果です。

〝わかっちゃいるけどやめられない〟ことのなんと多いことか。などと言い、まだ若いから

＊10　厚生労働省が推奨している日本人の食塩摂取量の目標値は、男性は8g/日未満、女性は7g/日未満です。インターネットで「食品 塩分」等で検索すると、食品や料理に含まれる塩分量を紹介するサイトが多数閲覧できます。

大丈夫だと過信してきた、その気持ちは今も消えてはいません。

しかし、中年となっては自分の、未来の健やかなイメージを叶えるために「合理的な選択」をしているか？　少しは意識する必要も感じています。

階段とエレベーターの前でためらったとき。生ビールをもう1杯頼もうか、どうしようか迷ったとき。なかなか「合理的な選択」はできませんが、自分なりのハッピーのために少し考え、行動を変えることが迫られています。

生活習慣病予防のための減量&減塩というのは、現在の体脂肪や塩分摂取量が10年、20年、30年後の健康を左右するという話なので、若い人と違い、中高年となっては「できない」と言っていたら、後がないからです。10年、20年、30年後、健康でないと叶えづらい希望があるから、心がけたい。

こういった気持ちは、ぜひ、家族と共有しておこうと思います。減量や減塩は生活の中のことなので、同じ環境・暮らし方をする家族と課題の共有が必要かと。以前、高血圧予防の本を作ったとき、著者の医師から「遺伝というより、同じ食事をとり、食習慣や生活習慣が似ることから、近親者に高血圧や動脈硬化の人がいる人は、高血圧や動脈硬化などのリスクが高いと考えられる」と聞いたことがあります。

崖っぷちおばさんに朗報！

なかなか実行が伴わない崖っぷちおばさんですが、「合理的な選択」がしやすくなるコツを、杏林大学名誉教授・日本ブレインヘルス協会理事長の古賀良彦先生に教わりました。先だって、脳の健康づくりの第一人者である古賀先生監修の『人間関係がよくなる！　脳の疲れをとる本』が本書と同じ方丈社から上梓された折、うかがったのです。

私たちの脳の「認知・判断・行動」には「情緒・経験則に基づく自動システム」と「熟慮システム」の2つのシステムがあるそうです。

平たく言うと、感情的（ときには惰性的）に判断して行動する場合と、よく考えて判断し、行動する場合があるということです。

普段、たいていの決断は、無意識に、自動的に行っていて、それで問題はないそうです。もし朝、洋服を着るとき「右手から袖を通すべきか、左からか。そもそもシャツとズボン、どっちを先に身につけるべきか」など、いちいち熟慮していたら大変。1日が何時間あっても足りなくなってしまうでしょう。

古賀先生曰く、何かトラブル（ストレス）に出くわした場合、気持ちも体も緊張して、「情緒・経験則に基づく自動システム」が優位にはたらく、とのこと。「戦うか、逃げるか」という場面で熟慮してはおられない！　それが命を守るシステムのはたらきで、つまりストレスが強いと常に感情的な判断・行動をとってしまいがちになる、というわけです。

これまで目の前の誘惑に弱かったおばさんが「合理的な選択」をするには、これまで以上に「熟慮に基づくシステム」をはたらかせる必要があるでしょう。そのために「ストレス過多にならないよう日々のストレス対処がポイント」と古賀先生。「明日から」とか「もういいや」と問題を先送りすることなく、未来のハッピーにつながる判断・行動をするために、ストレスケアが大事だということです。

古賀先生には、尿トレの一環でも大切なストレスケアや睡眠の質を高める工夫についてもうかがいました。140ページから紹介します。（T）

尿トレライフの食事術　番外編

刺激物を避ける

香辛料や香り、辛味の強い根菜・香草などは泌尿器への刺激が強く、食事のときの水分摂取量を極端に増やすことがあります。味の濃い料理も同様。とくに夕食では避けたいもの。

昼食をメインにする

メインの食事を昼食に変え、夕食はなるべく消化がいい献立を軽めに、寝る３時間前に食べ終わると、就寝時に腎臓をはじめとする臓器がゆっくり休まります。

新型栄養失調に注意!

マグネシウム研究の第一人者で医師の横田邦信先生（東京慈恵会医科大学客員教授、MAG 21 研究会共宰 http://mag21.jp）は、食物繊維とともに慢性的なマグネシウム不足の状態「新型栄養失調」の生活習慣病リスクに注目、予防のために過不足なく食事からとることを呼びかけています。「ミネラルの中ではカルシウム摂取を気にしている人が多く、確かにそれも大切ですが、カルシウムと密接な関係にあり、体内でカルシウムのはたらきを調整するマグネシウムが不足しないよう気をつけることも大切です。理想的な摂取バランスは『マグネシウム１：カルシウム１～1.5』ですが、現在、日本人のバランスは悪く、『マグネシウム１：カルシウム 2.1』。全粒穀物や豆類、青物野菜などを食べ、栄養失調に注意してください！」と横田先生。ミネラルバランスを整えるためにも、バランスの良い食事が不可欠とのことです。

ストレスには「解消」より「対処」を

わくわく楽しむひとときがストレスケア

排尿のトラブルの中には、心因性の頻尿（神経性頻尿）もあるので、ストレスケアも尿トレの一環で心がけておきたいことのひとつです。ストレスはよく「解消する」と表現しますが、ぜひ実効があるストレスケアのために、今日からはストレスに「対処する」発想の転換をしてみましょう。

先述の古賀良彦先生は、脳を疲れさせ、全身のパフォーマンスを低下させる原因として「ストレス過多」をあげ、「ストレスは解消しがたいものが多く、むしろ日々、対処を試みて、ストレス過多にならない注意が大切です」と話します。

そしてストレスに対処する方法（ストレス・コーピング）として「3つのR」を実践する生活を呼びかけています。「3つのR」とは、

・「Rest（休息）」で、主として過不足のない睡眠をとること。

・「Relaxation（癒し）」で、五感を穏やかに刺激し、リフレッシュすること。
・「Recreation（活性化）」で、創意工夫を楽しみ、手を動かしながら、夢中になるひとときを過ごすこと。

1日の中に、すべてのRを組み込んだ生活リズムをつくることが、日々必ず発生する捉えどころのないストレスに対処することになるそうです。

とくに現代の忙しい生活を送る大人に不足しがちなのは「Recreation」で、「Re-Creation」と読むとわかりやすく、ストレスによって生じた心身の歪みを、本来の状態にリ・クリエイト（創り直し）することを意味します。

調理や手芸、家庭菜園、DIYなど、ひととき没頭できる作業がよく、脳が飽きないようにバラエティをもっておき、料理をする気にならない日は別のことで一瞬、夢中になることが脳のはたらきの「リ・クリエイト」に欠かせない、とのこと。

バラエティに適する条件は①用意が簡単、②片づけが簡単、③お金がかからない、④いいかげんにできる、この4つ。中でも「いいかげんが大事」と古賀先生に念を押されました。いいかげんに楽しむのは崖っぷちおばさんも得意。ぜひ、日々のストレスに対処して、肝腎な判断はよりベターに、愉快に生きたいと願います。（T）

「早寝」のしすぎにご用心

よく眠れないと感じたら、就寝時間の見直しも

山西友典先生は「就寝中にトイレに行きたくなり、目が覚めてしまい、夜間頻尿で睡眠の質が低下していると悩んでいる人の中には、実際には寝る時間が早すぎて、尿意に関係なく目が覚めてしまい、二度寝できずに悩んでいる人も少なくない」と話します。起きると「まずトイレへ」となるので、トイレのために起きてしまったと錯覚しますが、実際は加齢とともに連続して眠れる時間が短くなっていたため、ということです。

山西先生は「6時間睡眠の人が20時に就寝すると〝2時に目覚めて、眠れない〟ということになってしまうかもしれません。しかし0時に床につけば、6時まで眠れるかもしれないでしょう。夜間頻尿や睡眠の質について悩んだら、自分の平均的な睡眠時間を考慮し、早寝しすぎないこともセルフケアのひとつです」とも。

一度、目が覚めて眠れず、かといってすることもなく、布団とトイレを数回、行き来する

と、夜間頻尿かと心配になります。しかし、就寝時間をずらし、起床時間を遅らせることで、夜中にトイレに起きることがなければ、排尿のトラブルではないことがはっきりします。とくに高齢になるほど、暗い夜間にトイレに行くのは危ないということもあるので、適切な時間に消灯・就寝する注意が必要です。

体調が悪いなど、特別な理由がないときに長い昼寝や早寝をすると、本来、最も大事な夜間の連続した睡眠を妨げることもあると覚えておきましょう。

睡眠の研究でも著名な古賀良彦先生曰く、成人では途中で目が覚めず、レム睡眠（〝体の眠り〟と呼ばれる浅い眠り）とノンレム睡眠（〝脳の眠り〟と呼ばれる深い眠り）の繰り返しが4〜5回あり、7〜8時間程度、眠れる（そのうち20％程度のレム睡眠がとれる）のが理想的な眠りとされているものの、中年以降は健康な人も加齢とともにレム、ノンレムともに短くなる、とのこと。

自分の現在の平均的な睡眠時間はどれくらいか、次ページで紹介する睡眠ダイアリーを1、2週間でも記録して、平均値を知り、就寝時間を考慮しましょう。スマホのアプリで、睡眠の記録がとれるものを利用するのも一手です！

朝までぐっすり寝るための工夫

睡眠環境を整えることも快眠を助けます。古賀先生に教わった尿トレライフの一助となる快眠環境のコツを紹介しましょう。

先に就寝時、腹部や末端を冷やしすぎないことが大切だと述べましたが（P131）、寝るとき適切な寝室の温度は、夏は25～28℃、冬15～18℃、湿度は通年40～60％ということです。夏は除湿、冬は加湿に配慮して眠りましょう。

自然な眠気は、体の深部の体温が下がる過程で強くなるので、夏は室温が29℃以上あると体温が下りにくく、寝つきが悪くなります。冬は体や寝具が冷たいと、下がり幅が狭いため、やはり寝つきが悪くなります。

また、脳を覚醒させ、入眠と、睡眠の質に悪影響を与えるものとして、ブルーライトを発するテレビやパソコン、スマホなどを、なるべくなら寝室に持ち込まないだけでなく、就寝2時間前から遠ざけるのが賢明。古賀先生による専門的な検査法での実験で、寝る前にスマホを1時間操作すると中途覚醒が起こりやすく、睡眠時間が短くなり、さらに日中の活動性も低下するという結果が出ています。（T）

睡眠ダイアリー

	12	14	16	18	20	22	24	2	4	6	8	10
/（月）												
/（火）												
/（水）												
/（木）												
/（金）												
/（土）												
/（日）												

	途中で目覚めた回数	トイレに行った回数	合計睡眠時間	起きた時の気分
/（月）				
/（火）				
/（水）				
/（木）				
/（金）				
/（土）				
/（日）				

排尿トラブルと眠りの質、両方にトラブルを感じている人は、まず睡眠ダイアリーをつけ、十分な眠りが得られていないのか確かめます。昼寝も含め、眠っていた時間を好きな色で塗りましょう。布団の中にいても、目が覚めていた時間は別の色で塗ります。

排尿日誌とも照らし合わせて、コンディションをチェック。泌尿器科や精神科、睡眠（不眠）専門外来を受診するときは持参して医師に見せましょう。

相談することで解決することもある

相談しようと思った時点が、解決への第一歩

あの手この手の解決策、悩み解消のヒントになる情報を紹介してきましたが、もうひとつとっておきの方法が〝相談する〟ことです。

西村かおるさん主宰のNPO法人日本コンチネンス協会や、おむつメーカーなど、専門知識を持った相談員が応対してくれるところに悩みを投げかけてみることがおすすめです。

日本コンチネンス協会の電話相談窓口では、相談者は男女ほぼ同数といいます。

「ある日ワッとたくさんもれて驚いて電話をしてくる人から、すでに受診していて治療途中の人まで、実にいろいろな人がいます。医師はどうしても治療の説明が話の中心になるので、受診した後の相談者には生活上の悩み相談や情報提供が多くなりますね。

相談内容を聞いて、必要に応じて医療機関につなぎ、セルフケアの方法やコツ、おむつ・

パッドなどの選び方、薬や生活習慣などの知識やアドバイス情報を提供しています」と、西村さん。

排尿トラブルは医療機関での治療や、また完治しなくても、体操などのセルフケアやグッズなどで日常生活が快適になるよう工夫できることはいろいろあります。

もちろんそれは自分で探すこともできますが、専門知識や経験のある人に話を聞いてもらい、アドバイスをもらうことで悩みのポイント、求めている情報がより明確になります。

そこで「悩んでいるのは自分だけではない」ということもわかるでしょう。同じ悩みの人がどんな方法を選んでいるかを知って自分の選択肢が増えたり、知識を得たことで気が楽になったりすることもあるでしょう。

また、おむつメーカーが設けている相談窓口では、切実な悩みの内容をリアルに商品開発に反映させているとのこと。

「電話してみようかな」と思った時点で、もう悩みにとらわれ、振り回されている自分からは脱却しています。次ページにおすすめの相談先を一覧にします。

ぜひ、相談してみてください。（N）

相談窓口

日本コンチネンス協会
「排泄の困りごと110番　相談窓口」
☎050-3786-1145

＊相談日は月によって替わります。この番号では相談日以外、応答メッセージで各月の相談日程が案内されるほか、日本コンチネンス協会のHPでも案内されています。http://www.jcas.or.jp

ユニ・チャーム　「ユニ・チャームいきいきダイヤル」
☎0120-041-062

＊9：30～17：00（土・日曜、祝日を除く）
＊介護やユニ・チャームのおむつ『ライフリー』について専門アドバイザーが答えます。
＊病気の相談はできません。

花王　「花王リリーフふれあいダイヤル」
☎0120-062-110

＊10：00～16：00（土・日曜、祝日を除く）
＊おむつ選び、排泄トラブルの悩みに専門のアドバイザーが答えます。
＊病気の相談はできません。

日本製紙クレシア　「クレシアもしもし相談室」
☎03-6870-2722

＊10：00～16：00（土・日・祝日を除く）
＊尿もれに関する相談について、専門相談員がお答えします。
＊病気の相談はできません。

Chapter

4

「もれても汚しても OK」の生活

進化しているおむつ、
消臭洗剤最前線レポート

おむつやパッドで世界が変わる

おむつなんて恥ずかしい！　と思っているあなたへ

今、スーパーやドラッグストアにはたくさんの排泄ケア用品が並んでいます。とはいえ売り場で商品を手に取り、あれこれ品定めをするというのはなかなか勇気がいるかもしれません。たとえばこれが生理用品や化粧品など、誰もが当たり前に使うものなら何の抵抗感もないでしょう。やはり排尿トラブルは〝恥ずかしいこと〟。もっと言えば〝人に知られると恥ずかしいこと〟なのです。困っている人向けの商品があるのだから、使えばすむことなのだけれど、そう簡単ではありません。

生まれたときからおむつのお世話になり、親を一喜一憂させながらトイレトレーニングをやって〝おむつが取れたら一人前〟。そうして大人になった自分がおむつに戻ることは切ない、情けない、恥ずかしい。そんな気持ちは多くの人が共有しているはず。

でも、おむつやパッドの世界が思いがけない展開を見せているのをご存知ですか？

古いおむつの概念はガラリと変わり、老眼鏡を愛用するような感覚で気軽に使う時代がすぐそこまで来ているかもしれません。ちょうど今の40〜50代が生きてきた時代に大きな変革がありました。その歴史をたどってみましょう。

はじめは介護用のみ。〝軽失禁〟という言葉はまだ認識されず？

日本に大人用紙おむつが登場する１９６０年代以前は、まず老後と呼ばれる期間が短く、世の中の様相も今とは大きく違いました。１９６０年の平均寿命は男性約65歳、女性約70歳。終戦間もない１９４７年には男性約50歳、女性は約53歳。

西村かおるさんによれば「昔は、加齢でもれるようになったときにはすでに寝たきりの場合が多く、布を重ねたおむつを当てていました」。紙おむつが使われるのも主に病院で、やはり当時のおむつは老人や病人のものでした。

着物を着ていた時代の日本人の生活では今より骨盤底筋が鍛えられていたとも言われますが、それでも、もれてしまう人はいたでしょう。「おそらく脱脂綿やボロ布などで、それぞれ密かに対処していたのだと思います」と西村さん。（N）

80年代、一般向けの大人用紙おむつが登場

高吸水性ポリマーなどで快適。尿取りパッドも登場

今のように一般に大人用紙おむつが使われるようになったのは1980年代から。それまでのおむつカバー併用に代わるテープ止めタイプの紙おむつが次々に発売されました。そして機能性も向上。まず子供用の紙おむつに採用された高吸水性ポリマーは多量の水分を吸収して閉じ込め、また透湿防水シートは尿を通さず湿気だけ通すという、これまでにない技術革新でした。外にもれにくく、蒸れにくい。排尿後の肌ざわりが格段によくなり、今では多くの大人用・子供用紙おむつに採用されています。

そしてこの頃、登場したのが尿取りパッド。今ではアウターのおむつの中につけるインナーとして使うのが主流ですが、1988年日本ではじめて発売された『ライフリー尿とりパット』（ユニ・チャーム）は下着につけるタイプでした。それでもまだこの頃は介護用が中心。軽い尿もれの人は、生理用品やティッシュを重ねるなどでしのいでいたようです。（N）

〔排泄ケア用品の歴史〕

大人用紙おむつの始まり～

1962	・紙おむつ「ハクジウ大人用おむつL」(白十字)発売　**日本初の大人用紙おむつ**
1963	・生理用ナプキン「チャームナプキン」の製造、販売開始　**ナプキン・パッド形状の原形**
1968	・「チャームナップさわやか」発表
1974	・紙おむつ「大人用紙おむつ」(トーヨー衛材)**粉砕パルプ使用で初**
1983	・紙おむつ「アテント」(P&G)
1985	・紙おむつ「はれやかサルバ」(白十字)　**国産テープタイプで初**
1987	・大人用紙おむつ「ライフリー」(ユニ・チャーム)
1988	・大人用尿取りパッド「ライフリー尿とりパット」(ユニ・チャーム)**尿取りパッドで初** ・紙おむつ「フリーダム」(十條キンバリー)
1991	・尿取りパッド「フリーダム」(十條キンバリー) ・軽失禁用「リリーフ薄型パッドタイプ」(花王)　**軽失禁用で初**
1992	・紙おむつ「リリーフ」(花王)
1993	・軽失禁用下着「遊遊ドライショーツ・ブリーフ」(白十字)
1994	・軽失禁用「ポイズパッド」(十條キンバリー)　**ナプキンタイプで初**
1995	・紙パンツ「ライフリーリハビリ用パンツ」(ユニ・チャーム)**紙パンツ初** ・軽失禁用「リフレはくパンツ」(トーヨー衛材)**軽失禁用パンツ初** ・尿取りパッド「リリーフ尿取りパッド」(花王)
1996	・紙パンツ「サルバDパンツ」(白十字) ・紙テープ「ライフリーテープ止めタイプ」発表

90年代、軽失禁用、パンツタイプが登場

悩ましい軽い尿もれにスポットが当たる

１９９０年代に入り、いよいよ介護用おむつとは一線を画す〝軽い尿もれ〟のための商品が登場。妊娠中、産後などの若い女性やアクティブシニアなどが、軽い尿もれによる下着の汚れや臭いに悩み、そのニーズに応えるべく下着につけるナプキンタイプの〝軽失禁用〟が出ました。『リリーフ消臭安心ガード』（花王）や『ポイズパッド』（十條キンバリー・当時）などを皮切りに続々発売。一方でそれまで〝軽失禁〟という言葉がなかったせいか、当初は悩みやニーズを抱える当事者が、自分事としてなかなか受け止められない時期もあったよう。それでもこの後、軽失禁用の市場規模は急速に広がることになります。

そしてもうひとつの大きな潮流がパンツタイプ。寝たきりではなく、少しでもトイレの自立をめざす『ライフリーリハビリ用パンツ』（ユニ・チャーム）、軽失禁用の『リフレはくパンツ』（トーヨー衛材・当時）などが先頭を切りました。（N）

〔排泄ケア用品の歴史〕

軽失禁用～薄型の時代へ

1997	・軽失禁用「チャームナップさわやかライナー」(ユニ・チャーム) **軽失禁用ライナー初** ・紙パンツ「アクティ介護用パンツタイプ」(クレシア) ・紙パンツ「リリーフはつらつパンツ」(花王)
1999	・軽失禁用「ライフリーさわやかパッド」(ユニ・チャーム)
2000	・軽失禁用「リリーフ消臭安心ガード」(花王)
2001	・男性軽失禁用「ポイズパッド男性用」(クレシア)**男性用初**
2002	・尿取りパッド「アクティ安心ロングパッド」(クレシア) ・男性用尿取りパッド「ライフリーさわやかメンズガード」(ユニ・チャーム)
2003	・軽失禁用「チャームナップさわやか超吸収」(ユニ・チャーム)
2004	・紙パンツ「フリーダムアクティ薄型パンツ」(クレシア) ・軽失禁用「ポイズライナー」(クレシア)
2005	・おりもの・軽失禁用「チャームナップ吸水さらフィ」(ユニ・チャーム) ・尿取りパッド「P.U サルバフレーヌケア」(白十字)
2006	・軟便用「テークケア軟便吸収パッド」(大王製紙) ・軽失禁用「ライフリーその瞬間も安心」(ユニ・チャーム)
2007	・紙パンツ「ライフリー吸水下着スリムウェア」(ユニ・チャーム)
2009	・紙パンツ「リリーフ超うす型お出かけパンツ」(花王)
2010	・紙パンツ「ライフリー超うす型下着感覚パンツ」(ユニ・チャーム) ・尿取りパッド「アテント下着につける尿とりパッド」(大王製紙)

おむつを履いてもどんどんアクティブに

紙パンツは動きやすい薄型、下着感覚の時代へ

２０００年代になると、続々と発売する新商品でメーカー各社がしのぎを削り、〝もれない〟〝蒸れない〟〝消臭〟などのおむつの機能性は概ね高水準になってきました。

世の中は高齢社会（１９９５〜）から、２０１０年には超高齢社会に突入（＊11）。おむつの需要が増える中、とくに自分で着脱ができるパンツタイプの人気が高まりました。

もはやおむつは動けない高齢者や病人のためだけのものではなく、要介護者にはできる限り自立して活動的に過ごすため、尿もれが気になる中年からアクティブシニアには外出先でも安心して過ごすためのアイテムになりました。

そのためより動きやすく、また〝履いていることが外からわかりにくい〟ということが、従来の機能面に加えて求められるようになったのです。新商品のネーミングには「薄型」「超薄型」「下着感覚」といった言葉が躍るようになりました。（Ｎ）

＊11　65歳以上の高齢者が全人口の14％以上で「高齢社会」、21％以上で「超高齢社会」と呼ばれています。日本の高齢化は急速に進行し、団塊世代が75歳以上になる2025には約30％、2060年には約40％が高齢者になると見られています。

〔排泄ケア用品の歴史〕

男性用も登場。下着感覚の時代へ

2012	・紙パンツ「リリーフ超うす型まるで下着」(花王)
2014	・男性軽失禁用「ライフリーさわやかパッド男性用」(ユニ・チャーム) ・男性軽失禁用「スマートガード」(花王) ・男性用尿もれパッド「アテント男性に1枚安心巻かずに使えるパッド」(大王製紙) ・軽失禁用パンツ「ポイズお出かけショーツ肌着ごこち」(日本製紙クレシア) ・男性軽失禁用パンツ「ポイズパンツ肌着ごこち男性用」(日本製紙クレシア)
2015	・紙おむつ「肌ケアアクティ」セルロースナノファイバー採用(日本製紙クレシア) ・軽失禁用パッド「チャームナップふんわり肌」(ユニ・チャーム)
2016	・吸水ナプキン「リリーフふんわり吸水ナプキン」(花王) ・紙パンツ「アテント　スポーツパンツ」(大王製紙) ・軽失禁用パッド「ポイズ肌ケアパッド」セルロースナノファイバー採用(日本製紙クレシア)
2017	・便失禁用「ライフリーさわやか軽い便モレパッド」**便失禁用初** ・紙パンツ「ライフリーすっきりスタイルパンツ」(ユニ・チャーム) ・紙パンツ「リリーフ超うす型まるで下着カラーパンツ」(花王)
2018	・軽失禁用シート「ポイズ　メンズシート」(日本製紙クレシア) ・軽失禁用パンツ「リリーフ超うす型まるで下着ローライズ 男性用／女性用」(花王)

男性用も登場。おむつをおしゃれで選ぶ時代に

人知れず尿もれに悩む男性たちに救いの手が

２０１４年は男性用の軽失禁パッド・パンツの発売ラッシュとなりました。介護用おむつの多くは男女共用ですが、軽失禁のケアは汚れる場所が少し違うため、男性用が必要だったのです。その意味では満を持しての登場でした。

ただ男性の事情は少々厄介。男性にももちろん軽い尿もれはあって、とくにまだ現役世代のビジネスマンなどはスーツのズボンにシミをつくってしまうことが悩みのひとつ。

女性の場合は生理用品の使用経験からパッド、おむつの形状や使い方にはなじみがありますが、男性にとっては生まれてはじめての経験。たとえばパッドの個包装を外し、下着のちょうどいい場所に貼り付けるということがわからず、各メーカーには使い方についての問い合わせが、今も多く寄せられるといいます。

また〝もれる〟という経験に対して、女性は親しい人と情報交換したり、買い物ついでに

ケア用品に出会ったりと、比較的前向きに対処できる環境にありますが、男性の場合はプライドが邪魔をするのか、相談できないどころか尿もれ自体を認められない。商品情報を得る機会も少なく〝ひとり悶々と悩む……〟というケースも多いそう。そんな男性たちの密やかな悩みに、救いの手が差し伸べられたというわけです。

スタイリッシュでカラーバリエーションも

昔〝尿もれ〟について何も前向きな情報がなかった時代に比べると、世の中は大きく変わりました。2010年代後半は、活動的な生活者に必要とされる軽失禁用のアイテムを中心に、〝おむつ〟というカテゴリーを脱却して、紙パンツも下着のひとつと捉えるような大変革のときを迎えました。肌ざわりのやわらかさ、外に響かない薄さはもちろん、白以外のカラーバリエーションや、浅履きのパンツスタイルにも使えるローライズタイプなど、今までのおむつのイメージを変えるアイテムが登場しています。

ニーズに応じて、気分や服装に応じて、たくさんのおむつ商品……いや尿ケア用品の中から選んで使いこなす。目の衰えをカバーする老眼鏡のおしゃれを楽しむように、おむつも楽しむ気持ちで向き合える時代がやってきているようです。(N)

おむつ・パッドにまつわる抵抗感&安心感

いつも尿のことばかり考えているストレスから脱出したい

おむつメーカーはアンケートや個別インタビュー、お客様相談室に寄せられる声からも、リアルで切実な悩みに耳を傾け、商品づくりにつなげています。

たとえば外出先で、尿もれが心配でいつもトイレの場所を探しているという話。すぐに降りられない電車の中では常に緊張し、気づけば楽しい外出の間中、尿のことばかり。

そしてがまんの甲斐なくもれたときの何とも言えない不快感。ちなみにこの不快感は、尿ケア用品を使わずティッシュや生理用ナプキンを代替品にしているときも同じ。生理用ナプキンは経血を吸収する設計のため尿は表面に残るのです。これらに応えてメーカー談。

「尿もれは意外にも生活の大きな妨げになります。ぜひ前向きにケアしていただきたいのです。はじめてのおむつやパッドに抵抗があれば、軽い尿もれなら生理用品ブランドから出している尿ケア用品も有効。売り場も生理用品の隣りです。またパッドは気軽に使えてもおむつ感のある紙パンツは苦手というお声も多いので、パッドでも、ドッと出る失禁もカバーできるような大容量を揃えています」（ユニ・チャーム　広報室・渡邊仁志さん）。

「紙パンツユーザーのお声でとても多いのが、何より人に気づかれるのが恥ずかしいということ。服の上から凹凸が見えないか、ゴソゴソ音がしないか。駅の階段で下を歩く人の視線が怖いと。そのお声から、できるだけ薄く、素材、デザインともにできるだけ布の下着に近づける開発を重ねています」（花王　サニタリー事業部・小山貴夫さん）。

おむつ・パッドをつけていると不思議に〝もれない〟

「尿もれが心配で紙おむつを使ったときに限って、もれないのよね（笑）」というのは、前出・花王に寄せられたユーザーの声。そう、おむつやパッドはもれたときの保険のようなもの。治療すべき疾患以外の、加齢などが原因でもれるのは誰にでもあること。恥ずかしいことではないのです。もれることで起こるストレス〝下着が汚れて不快〟〝周りににおうのが心配〟〝そんな状況であたふたすることが恥ずかしい〟は、おむつやパッドでケアできます。ユーザーの切実な思いに接しているメーカーも、相談窓口（Ｐ１４８）を設けています。病気を医療者に相談するように、尿もれのある生活の困りごとを相談してみては？（Ｎ）

これも切実、尿もれによる〝におい〟の対策

不快なにおいは目に見えないストレスになる

排尿トラブルのもうひとつの大きな悩みの種はにおい。介護生活ではいうまでもなく、外出先での軽い尿もれのにおいは何とも情けない気分にさせます。生活の中には、ほかにもいろいろな不快臭があるけれど、排泄物のにおいは殊更に、不快感を呼ぶ気がします。

先述の古賀良彦先生も、たとえば家族介護の現場での排泄物の不快臭が、大きな精神的ストレスになると言います。においは脳の中で感情に直接、はたらきかけ、介護する側、される側の心の痛みも相まって、不快感もストレスも増幅。介護うつなど深刻な事態を招くこともあると言うのです。

少なからず自責の念が絡む尿もれでも、同じようなストレスを生むことは必至。しかもストレスは目に見えません。知らず知らずに尿のにおいの不快感にとらわれて、尿もれの悩みを深刻にすることになるでしょう。

尿臭に対応した洗剤、強力消臭機能搭載のおむつも

でも、こんな悩みに対応した商品も。花王の衣料用洗剤『アタック　消臭ストロング』、布・空間用消臭剤『リセッシュ抗菌ＥＸ　消臭ストロング』は尿臭に特化したシリーズ。排尿直後の尿は無臭でも、時間が経つと雑菌の酵素が尿を分解して悪臭を放つため、酵素のはたらきを阻害する成分を配合。「目に見えない不快臭を取り除くことは、心身ともに健康な生活にはとても重要です。『消臭ストロング』シリーズを使われた方々からも〝においに悩まされず気持ちが楽になった〟との声をいただいています。さらに不快な便臭には洗剤液でのつけおき洗いがおすすめです」（花王　ヒューマンヘルスケア室・野田香さん）。

また日本製紙クレシアの大人用紙おむつ『肌ケアアクティ』や軽失禁用パッド『ポイズ肌ケアパッド』には超強力消臭シートを採用。「植物由来の新素材セルロースナノファイバーに抗菌消臭効果のある金属イオンを付着させ、強力な消臭効果を実現。効果が長時間続くのも特徴です」（日本製紙クレシア　ヘルスケア用品営業本部　松原裕明さん）。

においが気になるから対策してみようと思えば、すでに気持ちは前向き!!　グッズ情報を得ることで「もれても大丈夫、何とかなる」と思えるといいですね。（N）

こんなにあるアイテムから使いこなそう！

女性は30代から始まる年代ごとのトラブルに合わせて

基本的なラインナップを紹介します。各社ごとに、もれにくさ・蒸れにくさ、消臭の工夫、肌ざわりや薄さなどの特徴があります。吸収量の目安は尿1回分を150㎖とし、容量表示の場合と回数表示の場合があります。

〈軽失禁用品〉

軽い尿もれ用。はじめて使うなら、吸収量80㎖くらいから試すとよいでしょう。

・**ライナータイプ**　おりものシートのような形状。薄いのでつけている違和感が少ない。

・**ナプキン・パッドタイプ**　生理用ナプキンのような形状。ライナーより吸収力が安心。

・**パンツタイプ**　薄型でずれたり、もれたりする心配が少ない。

・**男性用**　メーカーにより形状はさまざま。

〈紙パンツ〉

介護用おむつから進化したパンツ型。自分で上げ下ろしができるので、介助で立ち座りができる人ならトイレ自立のリハビリもできます。

・**薄型タイプ**　外出やスポーツ時にも使いやすい薄型。

・**長時間、安心タイプ**　旅行など長時間トイレに行けないときにも安心。

〈尿取りパッド〉

尿を吸収するためのパッド。紙パンツ、介護用おむつと組み合わせて使えば、パッドだけを取り替えることができ、楽で経済的。

・**紙パンツ・介護用おむつと併用タイプ**　経済的で、万一もれても安心。

・**下着につけて使うタイプ**　軽失禁用では間に合わないパッドのビギナー向き。

〈介護用おむつ〉

寝た状態で長い時間を過ごす人向け。テープタイプが主流。

・**テープタイプ**　おむつカバーなしで使える。

・**フラットタイプ**　おむつカバーを併用したり、尿取りバッドとしても使える。

〈便失禁・軟便用パッド〉

便をもらさずしっかり閉じ込める設計。

これだけ揃って安心
排泄ケア用品ラインナップ

市販の排泄ケア用品はたくさんのラインナップが揃っています。ライフステージに沿って、また必要に応じて使い分けができるのです。

要介護	要支援	アクティブシニア〈70代〉	更年期〈50代〉	妊娠中産後〈30代〉

介護用オムツ

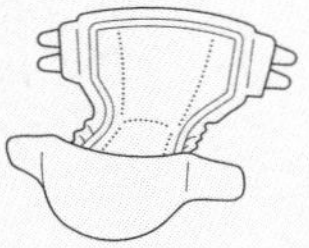

■テープタイプ

■フラットタイプ

紙パンツ

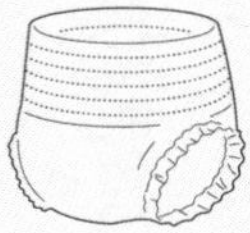

■薄型タイプ

■長時間安心タイプ

軽失禁用

■ライナータイプ

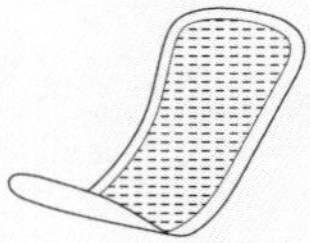

■ナプキン・パッドタイプ

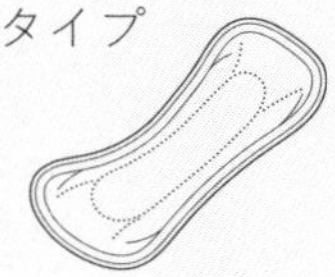

尿取りパッド

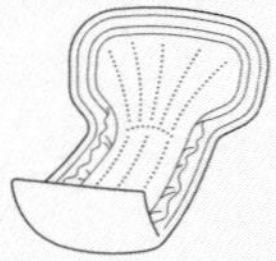

■紙パンツ・介護用おむつと併用タイプ

便失禁・軟便用パッド

50代記者たちのドキドキ初体験

最新の薄型紙パンツをはいてみる、その前に（♀）

私がはじめて紙おむつを使ったのは30代の頃。働き盛りで子供がまだ小学生で、いつもイライラしながら強引に毎日を生きていたような時だった。神経性の腸炎で気を失うほどの腹の激痛で救急搬送され、気づくと紙おむつが当てられていた。お尻の不快感と他人におむつを履かされた屈辱感。何でも思い通りに生きているような自分の、横面を叩かれたような気分だった。あの絶望的な気分が、私の紙おむつのイメージになってしまった。

あれから20年余り、更年期の今も幸い尿もれはないのだが、実はこの本の執筆中に衝撃的な出来事があった。風邪で少し発熱して治りかけたある日、両手に重い荷物を持って帰宅する途中、軽い尿意。自宅までの距離を考えれば全く問題のない尿意だった。気にも留めずに自宅玄関が近づくと尿意が強くなり、フンと力を込めた。いつもなら難なくトイレまでたどり着ける目算だった。ところが玄関を開けて荷物を下ろしたあたりから「あ、出てる……」。初めての経験だが、一大事。トイレまで内股小走りで急いだが、ドアを開けて便座を上げて……と瞬時に見積もると、どう考えても間に合わない。というか、ブレーキが全然、効いていないのだ。「あ、これが今取材している……」とよぎったが、自宅の床を汚さないことが最優先と、トイレではなく浴室に飛び込んだ。

自分の体が自分のものでないように、暖かい尿が〝我が物顔〟でGパンを伝って落ちた。あの時以来の横面ビンタを食らった感じ。「どうしちゃったの？私の膀胱ちゃん」。

折しも日本コンチネンス協会の西村かおるさんにお会いした頃だったのでうかがってみると、風邪や発熱などの体調不良のときにはよくあることだそうだ。よくあることでも、私には生まれてはじめての経験。意に反して尿が出てしまう、衣類が汚れてしまう、家がとんでもないことになってしまうという心境を、初めて身に染みて知ったのだ。

そんな気持ちで、今最新の薄型紙パンツを体験してみた。20年前の入院時のゴワゴワしたおむつとは明らかに感触が違う。慣れない違和感をのぞけば、布の下着と大きな違いは感じず、半日以上履いていたがすぐに紙パンツを忘れるフィット感だった。すごい！

ただ紙パンツに排尿するのはかなり努力が要った。がんばっても申し訳程度にしか出なかったが、メーカーがいう〝尿を引き込む〟という表現が納得できた。すごいすごい！

でも考えれば、通常はわざわざ紙パンツに排尿することはないのだ。つけている間、無事に過ぎればそれはそれでいい。でもあの大惨事のときにこれをつけていれば、大惨事にはならず、心は安らかだっただろう。紙パンツが自分の生活の当たり前になれば、生活範囲は確実に広がるだろう。私の中のおむつのハードルは大いに下がった。（N）

五十過ぎて生まれて初めて尿もれパッドを買いに行く（♂）

人間には二種類ある。

尿もれする人間と、尿もれしない人間である。それ以外の人間は存在しない。だとすると私は、前者である。夜、酒を飲んでトイレに行った後とかに「もれ」ていることがある。だからというわけではないのだが、尿もれパッドをつけてみる。つけるとどうなるのか、どんな気持ちがするのか。調べることになった。

まず最初に思ったのは「尿もれパッドかあ」。まだ早い、まだ若い。そんな気持ちが戸惑わせる。だけどやるしかないので、まずは買いに行く。「尿もれパッドかあ……」。この気持ちが、五十面のおじさんを地元ではなく隣の隣の駅のドラッグストアに向かわせる。

「いらっしゃいませー」。白衣の若い女性がカウンターにいる。それですでに気がめげるが、まずは尿もれパッドを探す。介護の看板をめざすけど、どこにもない。しかたがない。さらに隣の駅で降りる。カウンターには私と同年代のおじさん。これでよし。介護コーナーの隅に、尿もれパッドはそこにあった。「やっと会えたね」とは思わないけど、そそくさとレジに向かう。やはり恥ずかしい。両手に余る大きさでけっこうかさばる。レジのおじさんは何食わぬ顔で、袋にゆっくりと入れる。「早く早く……」。中学生がエロ本を買うような気分にも似ている。

家に帰り、箱を開ける。これかあ。ムンクの「叫び」の人の頭の形に似ている。幅は26センチ。パンツを履いたままでは貼りにくい。しかたなく、新しいパンツの前部に貼りつける。パッドだけど、やはりおむつをしたぐらいの沈んだ気分になる。人生後半戦の開始のサイレンが鳴り響く（頭の中だけで）。と、「あれ？」。気分とは裏腹に、装着感がほとんどない。こんなのか、尿もれパッドって。ゲンキンなもので、すっと気が楽になる。こすれたり、かさばる感触もない。街を歩いても、軽く走っても、職場でも「尿もれパッドしている自分」という意識はすぐに薄れた。履いてることは口にしないけど（これはまた別のハードル）。その後、居酒屋に行っても問題なし。トイレに行くときに思い出す程度だった。もれても安心というより、気が張っているのか、むしろ尿はもれなかった。これもパッド効果なのかもしれない。（編集・K）

＊今はこんな抵抗感に応えるべく、インターネットからの購入もしやすくなっています。

おわりに

昔から〝健康〟は私の取材のメインテーマです。

若い頃は、仕事や恋愛、生活が楽しく回っていることこそが「健康」でした。そんな最中に、自分の命を維持するために体の中で何が行われているか、ましてや地味な腎臓や膀胱の営みなど、とても思い及んでいませんでした。

でも老いて衰えを感じて初めて気づいたのです。若き日の健康は、自分の体が来る日も来る日も律儀にはたらき、多くの無理に耐えてくれた賜物。排尿トラブルも、体の内側の〝ため息や悲鳴〟なのかも。それならば、心してその声を聞いてみたいと思いました。

健康のための究極の方法は「規則正しい生活、適度な運動、バランス良い食事、質の良い睡眠」。どんな病気の取材でも、どの科目の医師に聞いても答えは同じ。

「それじゃあ読者が興味を持ってくれないんだよなぁ」などと、つい雑誌記者は目を惹くような方法を探してしまいます。でも医師たちが口を揃える言葉の真意は〝自分の体の内側に目を向け、労わり、体が機嫌良くはたらけるように心を配りなさい〟ということ。少々年を重ねて、ようやくわかってきました。

そんな気持ちで、多くの中高年を悩ませる排尿トラブルの解決ヒントを取材しました。解決策を探しながら、ふと自分の体の中の営みに思いを馳せ、そのはたらきに感動と敬意を抱き、「もう少しがんばってくれよ！」とエールを送る気持ちになっていただけたら、とても嬉しく思います。
(N) こと、斉藤直子

1997年に発刊された吉田拓郎著「お喋り道楽」(徳間書店)に、当時50歳の拓郎さんと48歳の武田鉄矢さんの対談が収録されていて、2人は〝老人になる準備〟として次のように話しています。
武田：女房にいったら嫌がったけれど、紙おむつとか1回つけてみようかと思って(笑)。(中略)どのメーカーがいいのか、もう今のうちから自分でチェックしておくんです。
拓郎：履き心地とか、フィット感とかあるものねぇ。
武田：捩れるかどうか、もし動いたらどうか。(中略)それを人まかせにして、若さにしがみついているとダメだと思うのね。やってくる老いに対して、抱きしめるぐらい、こっち側から飛びつくぐらいの勢いで迎える気持ちにならないと。

これを読んだ30代のとき「ご冗談～」と笑い飛ばし、武田鉄矢さんのパッションにたじろいだ私でしたが、なぜかこの一文がずっと忘れられずにいました。奇しくも20年経ち、本気で「紙おむつの履き心地」を取材し、体験することになって愉快です。みんな行く道はそう違わないんですね。そして今や、紙おむつはじめ〝高齢社会〟に適した世の進化はめざましい！　飛びつくにしても、そう気負わずとも良さそうです。

とはいえ老いを感じはじめ、そこからが長い私たちです。男女とも平均寿命が80歳を上回り、男性の25・8％の方が90歳まで、女性の25・5％の方が95歳まで長生きするとされ（簡易生命表概況、厚生労働省 ２０１７年）、引き続き日本人の寿命は延びることが予想されていて、いつしか「人生１００年時代」と言われるようになっています。本書の制作を通じ、きっと「人生１００年時代だからこその悩み」も生じると思い、排尿トラブルなどもそのひとつと考えましたが、これからも引き続き愉快に過ごせるよう、健康づくりの知識と工夫を少々、暮らしになじませていきたいと思いました。
（T）こと、下平貴子
末筆ながら制作にご協力いただきました皆さまに心より感謝申し上げます。制作者一同

医療監修

山西友典（やまにしともの り）

獨協医科大学排泄機能センター主任教授。排尿障害・尿閉、頻尿・尿失禁など、下部尿路障害治療において第一線で治療を行うエキスパート。1982年千葉大学医学部卒業。国保中央病院勤務、千葉大学医学部泌尿器科講師、イギリスシェフィールド大学客員講師などを経て、2001年獨協医科大学泌尿器科助教授に。2007年同准教授、2009年同教授、2016年より現職。日本泌尿器科学会専門医、指導医、代議員、監事。日本排尿機能学会代議員、理事。日本老年泌尿器学会評議員。日本夜尿症学会常任理事。日本自律神経学会評議員。

構成

斉藤直子（さいとうなおこ）

1963年生まれ。大学在学中から雑誌、書籍の取材・執筆、5年間の編集制作会社では主に「旅」「料理」「健康」をテーマに雑誌、ムック本の制作に携わる。独立後はフリーランスとして女性誌、生活実用誌、健康雑誌などで編集・取材・執筆を行う。自身のライフサイクルに沿うように「家事」「家庭生活」「子育て」「料理」「健康」などのテーマを生活者目線で取材。現在は“更年期の子世代が抱える親世代の介護”に主軸を置き、中年と高齢者の健康、医療、福祉を取材。小学館『女性セブン』にて『明日はわが身の伴走介護』連載中。

下平貴子（しもひらたかこ）

1964年生まれ。フリーランスで出版企画・制作を行うクリエイターのチームSAMOA主宰。家族や身近な人の闘病と死を通して食べることを支える医療・介護に関心をもち、2014年より「webけあサポ」にて『ルポ・いのちの糧となる食事』を連載中。2015年、介護経験の振り返りのため介護職員初任者研修課程修了。2016年、医療・介護を学ぶため千葉大学医学部付属病院在宅医療インテンシブコース修了。また同年、従来の住民組織では対応しづらい地域課題に取り組むため、仲間と「市民サークルもりご」設立。「もりごカフェ」（江東区ふれあいサロン）を運営する。

尿《にょう》トレ

誰《だれ》にも言《い》えない尿《にょう》のトラブル「スッキリ解消《かいしょう》!」ブック

2018 年 10 月 5 日　第 1 刷 第 1 版発行

医療監修　山西友典《やまにしとものり》

発行人　宮下研一
発行所　株式会社方丈社
〒 101-0051
東京都千代田区神田神保町 1-32 星野ビル 2 階
tel.03-3518-2272 ／ fax.03-3518-2273
ホームページ http://hojosha.co.jp

印刷所　中央精版印刷株式会社

ISBN978-4-908925-37-5